广东省名中医

李伟居 教授

骨伤临证精要

黄桂忠 主编

SPM 南方出版传媒

广东科技出版社 全国优秀出版社

·广州·

图书在版编目（CIP）数据

广东省名中医李伟居教授骨伤临证精要／黄桂忠
主编．—广州：广东科技出版社，2020.11
ISBN 978-7-5359-7583-6

Ⅰ．①广…　Ⅱ．①黄…　Ⅲ．①中医伤科学—临
床医学—经验—中国—现代　Ⅳ．①R274

中国版本图书馆CIP数据核字（2020）第205087号

广东省名中医李伟居教授骨伤临证精要
Guangdongsheng Mingzhongyi Liweiju Jiaoshou Gushang Linzheng Jingyao

出 版 人：朱文清
责任编辑：曾永琳
封面设计：友间文化
责任校对：杨崚松
责任印制：彭海波
出版发行：广东科技出版社
　　　　　（广州市环市东路水荫路11号　邮政编码：510075）
销售热线：020-37592148/37607413
http://www.gdstp.com.cn
E-mail：gdkjcbszhb@nfcb.com.cn（编务室）
经　　销：广东新华发行集团股份有限公司
印　　刷：广州一龙印刷有限公司
　　　　　（广州市增城区荔新九路43号1幢自编101房　邮政编码：511340）
规　　格：787mm×1 192mm　1/16　印张10.5　字数210千
版　　次：2020年11月第1版
　　　　　2020年11月第1次印刷
定　　价：56.00元

编 委 会

李伟居教授简介

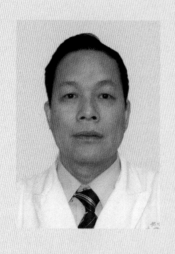

李伟居，男，主任医师，教授，硕士生导师；全国名中医继承人导师，广东省名中医，汕头市第十一届、第十二届政协委员，原汕头市中医骨伤科学会会长，原汕头市中医院骨一科主任。李伟居教授长期从事中医骨科的医疗、教学和科研工作，坚持中医的整体观念和辨证论治思想，以"动静结合，筋骨并重，内外兼治，医患合作"作为骨伤科治疗原则，注重调阴阳、补气血、壮肝肾。在临床方面，李伟居教授擅长治疗四肢骨折及脊柱相关疾病，善于运用中医、中西医结合方法治疗四肢关节内骨折，特别对骨折后期功能康复治疗有着独到的经验，也对用中医药治疗老年性骨质疏松、颈椎病、腰椎间盘突出症、强直性脊柱炎有着深入的体会。其经验方"加味海七丸"，因对骨折后期不愈合的老年性骨质疏松疗效好，受到广大患者的好评。

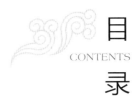

目 录
CONTENTS

 引 言

一、师承 / 2

二、继承与发扬 / 4

 第一章 术业精粹

第一节 骨伤科常用内治法 / 12

一、骨伤科内治法的重要性 / 12

二、骨伤科内治的八法 / 13

第二节 骨伤科外治法 / 21

一、李伟居教授外治法的经验总结 / 21

二、汕头市中医医院骨伤科常用制剂 / 25

 第二章 临证一得

第一节 项痹病（神经根型颈椎病） / 28

一、病名 / 28

二、诊断 / 28

三、治疗方法 / 31

第二节　膝痹病（膝关节骨关节病） / 36

一、病名 / 36

二、诊断 / 36

三、治疗方法 / 40

第三节　腰痹病（腰椎间盘突出症） / 48

一、病名 / 48

二、诊断 / 48

三、治疗方法 / 50

四、护理调摄要点 / 55

第四节　桡骨下端骨折 / 57

一、病名 / 57

二、诊断 / 57

三、治疗方案 / 58

四、治疗事项 / 64

五、加强预防骨折宣传教育 / 64

第五节　单纯性胸腰椎骨折 / 66

一、病名 / 66

二、诊断 / 66

三、鉴别诊断 / 68

四、诊疗方案 /68

五、复位手法 /72

六、难点与分析及解决方案 /72

七、疗效评价 /72

八、护理 /74

九、功能锻炼 /76

第六节 四藤四物汤治疗强直性脊柱炎 /78

一、病因病机 /79

二、辨证论治 /80

三、专方验方 /85

四、李伟居教授经验 /88

 第三章 临床治验

第一节 肱骨外科颈骨折 /90

一、诊断要点 /90

二、难点论治 /91

三、医案精选 /98

第二节 肱骨髁上骨折 /101

一、诊断要点 /101

二、难点论治 /103

三、医案精选 /108

第三节　桡骨远端骨折　/ 111

一、诊断要点　/ 111

二、难点论治　/ 115

三、医案精选　/ 120

第四节　股骨粗隆间骨折　/ 123

一、诊断要点　/ 123

二、难点论治　/ 124

三、医案精选　/ 127

 第四章　诊余医话

第一节　小夹板固定在四肢骨折中的应用　/ 132

一、小夹板的优点　/ 132

二、小夹板的使用　/ 134

第二节　清宫导引术　/ 141

一、清宫导引术概述及其注意事项　/ 141

二、清宫导引术各部位练功　/ 144

第三节　腰椎间盘突出症自我保健推拿　/ 152

第四节　谈医"从业当慎"　/ 155

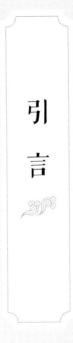

引言

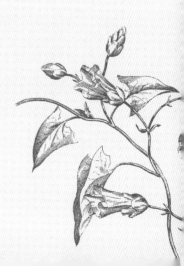

一、师承

李伟居教授出生于1957年，广东省汕头人，从小勤奋好学，受到中医学的熏陶，每见其起沉疴而济民，深知中医乃仁人之术，遂立志习医，愿为祖国医学的振兴而贡献毕生的精力。他8岁学医采药，10岁时已收集了不少民间偏方、验方，并能记近百条方组，诊诀、方歌、《脉诀》《药性赋》《正骨心法要旨》等均能朗朗成诵；中学时期便开始攻读《医宗金鉴》《笔花医镜》《理伤续断方》《伤科补要》《血证论》《皇汉医药全书》等大量中医书籍，对四大经典亦鉴阅钻研。

1974年，李伟居教授经主管卫生部门考核，在下蓬医院吉贝村当地联合诊所独立开设骨伤科行医，已小有名气，四乡患者慕名而来求诊，经济收入也颇为丰厚。1977年，他为了学术上的追求，毅然放弃丰厚的薪酬，求学于广州中医药大学医疗专业，毕业后于广东省汕头市中医医院工作至今。

李伟居教授为人真诚、勤奋好学、天资聪敏，所得医术既有家传又有师承，得之于当时陈刚、郑志坚等老一辈专家指导，使其获益良多。他日随业师临床诊病，夜伴孤灯苦读医典，整理从师学习心得，苦练正骨疗伤技法。从业多年，使他对医理豁然贯通，医技日精，医名渐著。早年，他虽然研读了大量的中医古典医籍，但自觉对人体解剖结构知之甚少，对生理解剖和病理变化方面的理论只是一知半解，对很多骨伤科的临床现象，只能知其然，而不知其所以然。为弥补这一缺憾，他刻苦攻读西医人体解剖学、生理学、病理学、放射学等相关专著。适逢20世纪80年代末，医院响应国家号召，开展中西医结合治疗骨伤科疾病，李伟居教授被派遣至汕头大学医学院学习西医骨科技术。他利用这个绝好机会，虚心向西医院骨科专家请教现代医学知识，并与他们共同切磋、探讨自己在学习西医文献中遇到的疑难问题与中西医结合等问题。这是他事业上一个重要的转折点。在这里，李伟居教授亲耳聆听著名西医学专家授课，到解剖室里动手解剖尸体，得以了解人体解剖结构。他研究人体各部分结构的同时，还着重研究人体各个关节结构、骨骼的形态、血管神经的走向。他系统地学习生理解剖和生理病理等基础课程，逐步地领会、掌握了现代骨伤科的基础理论，同时又在手术实践中得到巩固及升华，掌握了骨伤科临床诊疗技术，为日后探索中西医结合之路打下良好的基础。1992年，李伟居教授从中医、中西医结合角度，在粤东地区首先开展对四肢关节内骨折采用手法、撬拨复位方法的临床探究，完成对"动静结合"治疗四肢关节内骨折的临床研究。

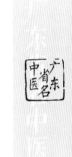

他数十年如一日勤求古训，努力工作，对经典医著揣摩精熟，脱口成诵，对现代医学科学理论和技术博览攫取，兼收并蓄，既继承了传统骨伤科疗法的精髓，又荟萃了历代诸家之精华，吸收了现代医学的长处。他矢志不渝，艰苦磨砺，厚积薄发，形成了自己独特的诊疗风格，成为行业中的佼佼者。

二、继承与发扬

在几十年的临床实践中，李伟居教授深知中医骨伤科的发展无论是博采众长，还是兼收并蓄，归根结底要看疗效，实践是检验真理的唯一标准，患者是一切诊疗方法的最后裁判员。

（一）中西医结合，海纳百川

李伟居教授对待医学科学的治学态度，既不故步自封，也不盲目推崇，更不重中贬西。在临床工作中以中医为主，中西医结合，对中医博采众长，对西医亦无门户之见。他博览百家之说，力求精益求精，实事求是，不论任何学科领域的成果，只要是有利于骨伤科的发展，有利于临床疗效的提高，都采取"拿来主义"。他常告诫学生们要勤于开动脑筋，有辨别、有选择地"拿来"，把最有用的、最适合自己的东西"拿来"。不要把自己的长处丢掉，而将别人的糟粕当宝贝使用。也不能只是跟着别人后面跑，而是应该站在巨人的肩上，瞄准现代科学的前沿，与时俱进，结合自身情况，引进有利于中医骨伤科发展的技术为我所用，对不尽人意的地方、不完善不合理的地方要进行改进，要有所发展，这才能真正变成自己的东西。几十年来，他关注现代科学技术的发展，掌握学科发展的新动态，不管姓"中"还是姓"西"，只要能提高专科临床疗效，他都积极引进，推广应用。在总结前人临证经验的基础上，他广泛搜集经方和民间偏方、验方，然后去粗取精，去伪存真，吸收其精华，不断丰富骨伤科的业务建设内容。对骨伤科各专业的专家学者不管是中医或西医，他都善于交往，虚心请教，进行学术交流及技术指导，学习各重点学科的先进诊疗技术，进一步加深了中医骨伤科的内涵。

（二）疗效是检验治疗方法的唯一标准

随着医院的发展，骨伤科已成为汕头市中医医院的龙头科室。在创建骨伤科重点专科过程中，李伟居教授深刻意识到，中医中药学能否发扬光大，关键在于对疾病的治疗是否有较好的临床疗效。疗效是中医的生命，提高中

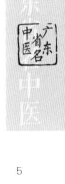

医的临床疗效是增强骨伤科综合实力及服务功能的关键，是建设重点专科的重要方面。深刻反思，西方医学进入中国只有百余年的历史，但却得到了迅猛的发展，并很快得到了人们的普遍认可；祖国医学有几千年的历史，却被认为只能治慢性病，不能治危急重症，这不得不说是一种悲哀。究其原因，检查治疗手段单一，中药剂型落后，起效较为缓慢是重要因素。对于急症来说，假如不能迅速产生疗效、控制病情，就有可能延误疾病，并可能使患者或其家属对治疗失去信心，对中医失去信任。李伟居教授认为，中西医在治疗疾病方面自成体系，在不同的学科、不同的领域及治疗不同疾病各有其不同优势，两者也各自有其局限的地方，最明智的做法是吸取两者的长处，补充两者的不足，择优而从。真正的中西医结合应是，取西医之长、补中医之短，取中医之长、补西医之短，才能真正形成一种医学优势，最后产生中国独有的、崭新的医学体系。只有中西医融会贯通，才有可能走在世界医学的前列，才有可能与国际接轨，被世界医学接受。

李伟居教授在治疗骨伤科疾病的过程中特别强调应以追求取得最佳疗效为目标，把是否能使患者得到最大限度的康复作为选择治疗方案的指南。对于中医骨伤科临床疗效好的疗法，应在实践中不断提高其技巧，而正骨手法是治疗常见骨关节损伤的主要手段，结合中药辨证论治的同时运用现代医学的科学成果，可使临床疗效不断提高。临床上在治疗不同疾病或每种疾病的不同阶段采用不同的方式，如有的可单纯应用中医治疗，有的可先用中医、后用西医；有的先用西医、后用中医，还有的用中西医结合。对所有的骨伤科患者都可运用中医药治疗，从整体辨证、手法复位、夹板固定、内外用药、动静结合、功能锻炼等方面发挥优势和特色，具有安全简便、并发症少、骨折愈合快、功能恢复好、医疗费用低等优点。理筋手法更是治疗软组织挫伤之首选。但一些严重的开放性损伤，软组织严重缺损，少部分难以手法复位的骨折或关节内不稳定骨折等则应及时采用手术治疗。术后亦应充分发挥中医药的治疗优势，参照骨折三期辨证施治。在骨折的恢复期更是中医药的用武之地，外用、熏洗、手法理筋等联合应用，彰显中医骨伤科特色，取得良好疗效。"能中不西，中西结合，疗效第一，发扬优势"是发展中医骨伤科学应当遵循的原则。怎样最快、最有效、费用最少地解除患者的病痛，提高骨伤科急症和危重症患者的抢救成功率，减少伤残率和降低死亡率，是每个医生应当遵循的基本原则，也是患者及其家属共同的愿望。

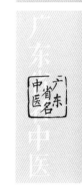

（三）医教结合，薪火相传

李伟居教授不但精于临床，而且热心教育，每次给学生讲课，开篇常说："药有个性之独长，方有合群之妙用。""医学一途，不难于用药，而难辨证；亦不难于辨证，而难于识阴阳。"他强调学习中医要立足临床，重视学习经典，熟悉中国传统文化内涵。传道授业解惑之际，要求医生修身养性，热爱患者，将工作做好。

李伟居教授认为"欲成名医，当善于治学，精于临床，别无他途。善学者熟谙经典成其本，旁及各家为其用，学以致用为其充，勤学不倦成其博。精于临床能达巧，融汇古今艺斯进"，因此非常强调临床实践对一个医生成长的重要性。他常对学生说："听过不如见过，见过不如做过，做过不如错过，错过不如做得多。实践出真知，而真知又是随正确与错误两方面的实践经验而发展。'做过不如错过'正如'失败是成功之母'一样，并非鼓励人们去犯错误，而是鼓励人们从错误、失败中吸取经验、教训。人非圣贤，谁能无错？学习不能满足于书本理论。陆游诗句有云'纸上得来终觉浅，绝知此事要躬行'，要把书本上的东西变为自己的东西，必须有一个亲自经历的过程，只有通过临床实践，所学到的理论才具有丰厚生动的活力。没有下水游泳的经历，谈论再多的游泳理论也枉然。学习骨伤科学，阅读典籍和现场师承都完全必要，文献学习往往具有概括性和局限性，现场师承具有直观性和灵活性。现在大学里容易找到观摩的机会，比过去学医方便得多。从前叶天士为江南名医，他集思广益，曾先后从师17人，可谓注重经验积累、见贤思齐的榜样。"李伟居教授还常谆嘱身边的青年教师要"学如逆水行舟，不进则退"，青年医生必须养成博览群书，学贯中西的学风，才能理论结合实际。学术上随时代前进，要珍惜任何一点时间。韩昌黎有云"业精于勤而荒于嬉，行成于思而毁于随"，临床操作缺乏临床经验，理论讲得天花乱坠，空洞无物，不切实际，就会误人子弟。他经常开玩笑说："学生一定要培养好，等以后我老了，肯定是学生帮我看病诊治，我怎么放心将自己性命交到庸医手上，所以一定要加大力度培养好。"

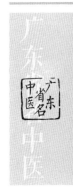

第一章

术业精粹

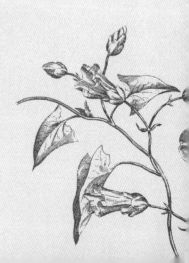

第一节　骨伤科常用内治法

一、骨伤科内治法的重要性

我国伤科医术多因师授秘传，少有专书刊行，有之亦略而不详，缺乏系统。过往医生如有秘术、秘方，便认为是至宝，不传他人，于是大部分方药逐渐遗失，大好祖国医学遗产日趋失传。往昔《秘传损伤用药论》等书虽有述及内治法，介绍方药亦有独到之处，但其使用方法似为简略。初学者如不善用则会反失其美。因此大凡配方选药须能善用其法，灵活变通，才能得到良效。医生用药必须善用其法，若无其法，有方如无。伤科医生之所以能用药愈人，就是了解药物，熟识用法。用药之法，伤科医生素有优良之传统，虽然很多医术都因日久秘传而遗失，但他们仍有极丰富的用药经验，不仅能以寒胜热，以热制寒，还能寒热并用，攻补兼施；他们不仅要熟识汗、吐、下、和、温、清、消、补诸法，还要学会活用。因此伤科用药讲究辨证施治、内外兼顾。古来外科名医如华佗、扁鹊，在医林中能冠绝古今者，实有其因诊病必述阴阳，治理尤重血气，伤科医病自不能例外。古人认为，人体阴阳是小天地之两大代表，常人必须互相调和，运行无阻，所谓阴阳，积传为一周，气里形表而为相成也。《素问·生气通天论》曰："阴者，藏精而起亟也；阳者，卫外而为固也。阴不胜其阳，则脉流薄疾，并乃狂。阳不胜其阴，则五藏气争，九窍不通。是以圣人陈阴阳，筋脉和同，骨髓坚固，气血皆从。如是则内外调和，邪不能害，耳目聪明，气立如故。"所以血气通顺无阻则康强无病，一有阻滞，血易成瘀，全身牵掣，疼痛肿胀，百病丛生。人未受伤，血气流畅；一受损伤，血气即阻，久而致积。因此伤科用药必须以调理血气为主，所谓察其所痛，而知其有余与不足，当补则补，当泻则泻，毋逆天时，是谓至治。《普济方·折伤门》中说："凡从高处坠下，伤损肿痛，轻者在外，涂敷可已；重者在内，当导瘀血，养肌肉。宜察浅深以治之。"又说："血行脉中，贯于肉理，环周一身。因其肌体外固，经隧内通，乃能流注不失其常。若因伤折，内动经络，血行之道不得宣通，瘀积不散，则为肿为痛。治宜除去恶瘀，使气血流通，则可复原也。"阐明了局部损伤和整体的关系，在治疗时必须互相兼顾。

二、骨伤科内治的八法

（一）通下逐瘀法

伤科诸症，血脉受损，气机逆乱，必致积瘀。古人曰："血离常道曰离经，离经之血谓之瘀，瘀之凝积谓之积瘀。"《黄帝内经》认为，起居不节、用力过度均可成积。故举凡金疮、跌仆、骨折、脱臼，皆为积瘀之因。瘀既积成，为肿为痛，且经脉之中，既有瘀血踞住，新血必难安行，故历来伤科医生，都认为破瘀是治伤第一要法。如肢体新伤，瘀阻作痛多以泽兰汤、桃红四物汤通脉祛瘀；若内伤瘀血留滞，腑膈瘀阻者，起手多以大成汤、复元活血汤攻下逐瘀。又常人骨折之治疗，初期多通脉逐瘀，瘀血一去，新血可生，骨折能愈，故前人有"瘀去、新生、骨合"之说。

（二）活血化瘀法

筋骨脉络损伤后，血离经脉或瘀积不散，气血凝滞，则肿痛青紫并见。此治当活血化瘀、消肿止痛，始得收效。活血化瘀方药甚多，大抵以《医方集解》之桃红四物汤、《普济方》之红花血竭汤及《伤科大成》之活血止痛汤为基础，以虚实为纲，随证加减，即以本法用药之当归、红花配伍为例，可随两药之量变化，活血与化瘀各有侧重矣。

中医用药如善施攻补，常有奇效。辨证遣方能虚实兼顾，调理气血，攻补有序，方称灵活。因活血有助化瘀，瘀去则百脉流畅，故伤疾可愈。

（三）和营通络法

骨伤中期，瘀血未尽，或因筋骨劳损久痹，人体过损之气益虚。此时气血不和，经脉欠通，治当调气血，和营通络，以《伤科补要》之和营止痛汤调气活血、和营祛瘀，或以舒筋活血汤加减治之，以和营通络、舒筋祛湿；若夫骨折者，可在活血祛瘀之基础上加入续筋骨、调气血之药。

（四）温通行瘀法

《黄帝内经》曰："血气者，喜温而恶寒，寒则泣而不流，温则消而去之。"此言血气之循环，遇寒则凝，遇温则行也。阳虚不能温阳运气，气行无力则血寒凝滞，如用温阳通络，则血活瘀化。劳伤顽痹，外用药物，素尚温煦，此不独于煮沸后经过解毒消炎及炼药出味之手续，而尤能帮助温通祛瘀也。古时有寒凝温散之说，欲通畅血气，温散为要。昔有熨法与灸法外用，凡拘急挛缩、痛痹不仁、血瘀阴寒凝结者，皆可用之。《素问·血气形志》曰："形苦志乐，病生于筋，治之以熨引。"《灵枢·寿夭刚柔》曰："寒痹之为病也，留而不去，时痛而皮不仁……以药熨之。"《灵枢·刺节真邪》曰："治厥者，必先熨调和其经，掌与腋、肘与脚、项与脊以调之，火气已通，血脉乃行。"故古时治久痹之病，凡血气之不通者，治多取温通为所主。

（五）清凉解毒法

新伤之候，瘀血不通，盛极则热，热则变化多端，易为毒症。故药用清凉，以制其热，此不独伤科有之，其他病亦有见及也。缪仲淳曰："血热宜清之、凉之。热则为痈肿、疮疖，为鼻衄，为齿衄，为牙龈肿，为舌上出血，为肿，为血崩，为赤淋，为月事先期，为热入血室，为眼部赤肿。"又黄宫绣之《本草求真》曰："血寒盛于气，则血泣而不流，故有必用温暖之药以行之。气热胜于血，则血燥而不通，故有必赖清凉之药以行之。"古云："阳胜则热，热盛则火，火盛则毒。"故红、肿、热、痛，一并俱来。此时则不宜温补，应用凉寒通散以解之，《医宗金鉴》之涤血解毒汤为代表方也。

（六）行气活血法

《素问·阴阳应象大论》曰："血实宜决之，气虚宜制引之。"故血实须祛瘀，气滞则宜行气。此尤以身部受伤，积瘀疼痛者为甚，苟不配合行气之药，而单纯破血，则瘀无所去，伤无所治。祛瘀之法，必须以气为使，以血为用。古云："气凝则血凝，气行则血运，气有一息之不通，则血有一息之不行。病出于血，须调其气，故欲祛瘀者，必以血气为本也。气为阳，血为阴。阳顺则阴和，气顺则血和，血和则瘀去，瘀去则病除矣。"《灵枢·本藏》曰："人之血气精神者，所以奉生而周于性命者也。经脉者，所以行气血，而营阴阳，濡筋骨利关节者也……是故血和则经脉流行，营复阴阳，筋骨劲强，关节清利矣。"

（七）固本培元法

受伤太重，攻伐太过，久则必致元气大虚，所谓之虚，乃气血、脾胃、肝肾之类也，故常以益气养血之八珍汤、健脾养胃之异功散、补益肝肾之六味加减而用之。前人有云："气为阳，血为阴，阳回阴自复，阴阳调和，两不亏欠，则百病趋佳。可见血气乃相互关联，故补气则血复矣。"《素问·阴阳应象大论》曰："形不足者温之以气，精不足者补之以味……审其阴阳，以别柔刚。阳病治阴，阴病治阳。定其血气，各守其乡。"故以温气补味，调治阴阳，则病能治矣。

（八）兼病治法

人若受伤，难保没有六淫七情之病，如气血痰郁七情六欲之患、风寒暑湿燥火之外侵。或在伤前潜伏，伤后

17

发病；或于伤后感染，加重伤状；或伤与病同来。这些均致扰乱医生之诊断，影响医生之用药。此等兼证，如不除去，则伤无所愈，故应连同治之。治理之法，有先治病而后治伤者，有先治伤而后治病者，视其情况之急缓、伤病之轻重以决定，因此，伤科医生须明晓各科之诊断及用药也。伤科医生之能愈人者，当不离此等基础也。

　　文中所论，首重调理血气，血是指血液，人体受伤，局部循环不无影响。最显见莫如骨折，血运常遭波及，故治伤必理气血。血运凝滞，亦可影响气机，故气血是连带关系。如以阴阳来代表血气，则血病为阴，气病为阳。

　　瘀血是血液循环凝滞的结果，所以治伤以祛瘀为第一法。中医学理论认为受伤后的诸多症状，都是瘀为要因。因为瘀之凝泣，致血运不通，不通则为肿为痛，故必须祛瘀以通之。前人有"通则不痛，痛则不通"，就是这个道理。瘀去之后，有利新血复生，伤病便渐痊愈矣。例如桃仁承气汤之应用，是方即以调胃承气汤加桂枝、桃仁两味。因调胃承气可泻下，桂枝可通血脉而助循环，桃仁破血积且能缓下，故用于腹部或他部之瘀证颇能见效。再如《医学发明》之复元活血汤、《仙授理伤续断秘方》之大成汤等，均有类似道理。唯症状较轻或体力过弱者，不宜妄施芒硝、大黄之泻下。

其次扶正祛邪法，此为中医方剂配伍优点之一。因为祛瘀的真正目的，是使血运正常而助生新血，伤患因而恢复。但不得单纯只顾攻逐破瘀，医生既要祛瘀，又要生新，就有先攻后补或攻补兼施之用。如攻瘀之后，瘀未尽去，或血气素虚之伤者，可使用益气养血以助祛瘀，血气充足，则瘀能自去，此犹巩固国防，添兵制敌也。

血既然与气有关，故血病可以治气，中医用药之高明，就是善于采用各种治法把会影响该病的各种因素去掉。换而言之，即是能活用间接之法治病，因此调气以助活血、温阳可以通脉……以及兼病之祛除，实有利于伤病之早愈。《黄帝内经》云："阳病治阴，阴病治阳。"按此推之，则能血以气治，故气行而助瘀去矣。

中医的整体观讲究相生相克，表里相应。例如骨之有病，中医学理论认为，肾主骨，益肾就可壮骨。《黄帝内经》中多处皆有骨与肾内外相袭之说法，如《素问·经脉别论》曰："度水跌仆，喘出于肾与骨。"《素问·金匮真言论》曰："北方黑色，入通于肾，开窍于二阴，藏精于肾……是以知病之在骨也。"《素问·五藏生成》曰："肾之合骨也，其荣发也。"骨、肾之关联既如上述，故健肾便可壮骨。同一间接道理，补气便可生血，治血而用补气，是以阳治阴。

中医不独理论上认为可以间接治病，而且认为很多致病原因也可间接所成。因为伤病除了其主因外，人体的刺激因素也能加以影响，如五劳、七伤、七情、六欲皆与伤病有关。以现代名词解释，凡是过度疲劳、缺乏运动，酒、色、饮食失节，精神激动等，均是致病原因。

伤病之主因及其他刺激，不独可影响治疗，还可成为其他疾病之诱因。七情、六欲固然可生内病，金疮、跌仆虽常来自外伤，但亦可因此而招外邪。因为重伤之后，其正虚弱，外来病邪，易于乘虚而入，故治疗兼病，亦为治伤之要点。兼病之能除，亦即助伤之速愈。总而言之，中医治病，必须整体而观，因人而异，讲究辨证施治。

第二节　骨伤科外治法

一、李伟居教授外治法的经验总结

骨伤科的外治法内容相当丰富，有系统的诊治手法，各种外固定方法，尤其是中药外治。李伟居教授带领大家勤求古训，博采众方，经几十年的摸索，研制了一系列的外用方药。按方剂的剂型可分为敷贴药、涂擦药、熏洗湿敷药和热熨药4种。按功效分，则有清热解毒、止血收口、消瘀止痛、舒筋活络、接骨续筋、温经通络和拔毒生肌等类型。外用药是根据伤患情况选择合适的剂型，对伤患局部进行直接治疗，使药物直接作用于局部而取得疗效。

这种治疗方法早在《五十二病方》《黄帝内经》和《神农本草经》等著作中就有记载。1931年出土的《居延汉简》就有汉代用膏药为主治疗各种损伤的方药。唐代《仙授理伤续断秘方》介绍了洗、贴、掺、揩等外治法治疗关节损伤。宋代《太平圣惠方》《圣济总录》已较全面而系统地介绍了敷贴药的方剂。清代《理瀹骈文》指出："外治之理即内治之理，外治之药即内治之药，所异者法耳。"湿敷药古称溻渍、洗伤等，在《外科精义》中有"其在四肢者，溻渍之，其中腰背者淋射之，其在下部者浴渍之"的记载，多用于创伤，是以净帛或新棉蘸药水渍其患处。现临床上把药物制成水溶液，供创口或感染伤口湿敷洗涤用。常用的有野菊花煎水、2%～20%黄柏溶液，以及蒲公英鲜药煎汁等。

李伟居教授在骨伤科临床工作中，一向比较重视对外用药的应用，并积累了很多外治经验，研发了许多行之有效的外治法和药物。由于外治法疗效卓著，易于掌握、简便、价廉，所以经久不衰。李伟居教授在临床实践过程中，从以下4个方面进行了经验总结。

（一）追溯传统医籍，寻找适宜方剂

运用中草药治疗外伤内损，是中医骨伤科的重要组成部分。远在原始社会，人类在劳动中受伤之后，多用毛皮、树叶包裹或压迫止血等，这是最简单的伤科处理。《帝王世纪》记"伏羲嚩百药，制九针，以拯夭枉"。既是说明古人认识药物的历史，也表明当时已有石针用于治病；史传黄帝时俞附以"镵石矫引，案抚毒熨"诊治骨疾；到了商代就更加丰富了，仅《诗经》所记的药名就有50多种，考古还发现商代遗址中也有30多种药的种仁。《诗经》中的药名有芍药和白芷等，考古发现的药物可辨认的有桃仁。这说明有活血化瘀作用的芍药、桃仁等，在

商代已应用于治疗伤病。用药知识经过千百年的株积寸累，逐渐得到了经验"若药弗瞑眩，厥疾弗瘳"（《尚书·说命》），说明了当时已有意识地而不是盲目地用药了。西周时代，疡医（骨科）已列入医学四科之一。《黄帝内经》中记载了熨贴药酒、药膏及手法等治疗方法，其中有关骨科的论述，已成为指导骨科的基本理论，递袭传播迄今已有数千年历史。在李伟居教授的带领下，汕头市中医医院骨伤科从大量的传统医籍中反复筛选，寻找适宜方剂，现有1/3的临床方剂源于传统医籍方药的化裁。

（二）坚持内外兼治，合理应用剂型

骨伤科学在与疾病斗争的漫长过程中，在祖国医学基本理论的指导下，逐步发展成为独立的学科。从其特点来看，强调整体观、辨证论治、内外结合，而且认识掌握了很多用之有效的药物，创造了许多治疗方法和剂型。如内治法中有丸、散、膏、丹、汤、酒等不同剂型，外治法中有敷、贴、洗、擦、温、熨等使用方法，治疗上有散瘀、消肿、舒筋、活络、止痛、长骨、生肌等作用，其方法丰富多样，应用方便。骨伤科的中草药治疗还有适应证多、照顾面广的特点，特别是汤剂的选用，根据辨证施治的原则，临症加减药物能够达到血气兼顾、内外并治、扶正祛

邪等目的。此外，中草药药源丰富、价格低廉、制作简单、携带方便，一向为广大患者及其家属所乐于接受。

（三）整体局部兼顾，调整用药疗程

祖国医学的伤科，重视从整体出发，重视局部，局部与整体相结合，运用四诊八纲，综合全身和局部的症状，辨证施治、内外用药。《素问·至真要大论》病机十九条中指出"诸痛痒疮，皆属于心"。说明各种病变与脏腑息息相关。元代张洁古《活法机要》中说："夫从高坠下，恶血留内，不分十二经络，医人俱作风中肝经，留于胁下，以中风疗之。血者，皆肝之所主，恶血必归于肝，不问何经之所伤，必留于胁下，盖肝主血故也。"进一步说明损伤与脏腑之间的联系。所以《血证论》强调"业医不知脏腑，则病源莫辨，用药无方"。说明伤科内外兼治的重要性和必要性。药物治疗是通过药物的药理作用，促进机体内部的阴阳调和，气血流畅，达到和营生肌，促进伤骨早日愈合。李伟居教授在临床工作中，注意根据患者的病情、病程，应用不同的外用方药，既提高了疗效，也节约了资源，减轻了患者的经济负担。

（四）诸法协同应用，缩短临床疗程

伤科药物外治法是指局部的药物治疗方法，在伤科治疗中占着相当重要的地位。外伤均由外表来，亦多发于外，表现于外。不过外症并不是在人体肌表孤立存在的证候，明代申斗垣曾说："疮虽生于肌肤之外，而其根本原集于脏腑之内。"（《外科启玄》）。所以在诊断上要结合人的整体来认识外症，同时在治疗上也要从整体来理解外治法与外治药。实际伤科不仅对内症与外症同样重视，还把两者联系起来进行辨证，而且内治与外治也是用同一理论指导临床。中医治疗原则虽以内治为本，内服药为基础，但外治法对治疗外伤尤为重要。其方法较多，目前汕头市中医医院常用的有药物治疗、正骨理伤手法、夹缚固定和练功疗法，以及针灸、理疗、拔火罐等。外治法是根据伤病发展的不同阶段，辨证选择适用的方法，常与内治法配合运用。如较轻的外伤，只靠按摩即可收效。而危险重伤者，则必须内外用药配合才能达到治病救命，缩短疗程的目的。

二、汕头市中医医院骨伤科常用制剂

汕头市中医医院骨伤科常用制剂主要有8种，其药物组成、功效及主治等详细内容见表1。

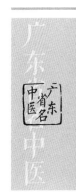

表1 骨伤科常用制剂组成、功效及主治

制 剂 名	药 物 组 成	功 效	主 治
红楼消肿膏	重楼、红花等	活血通络、和营止痛、消肿祛瘀	跌打伤科，临床各类骨折、脱臼、伤筋等
伤科外用药酒	米酒、刺刁根、猪油渣、威灵仙等	消炎解毒、行气活血、疏通经络、散瘀止痛	跌打损伤、无名肿毒、积瘀疼痛
加味海七丸	海马、三七	活血通络、化瘀生新、滋补肝肾	骨折、脱臼、内伤重症
中药外敷包	虎杖、落得打	活血通络、散瘀止痛	跌打损伤后期、关节肌肉酸痛
润肠丸	猪大肠、蜂蜜	清燥润肠	大便干结
双柏散	黄柏、侧柏叶	活血化瘀、消肿止痛	跌打伤科，临床各类骨折、脱臼、伤筋等
壮筋丸	续断、制草乌	舒筋活络、壮筋骨、散风寒、和气血	损伤及骨折后期、筋骨酸痛、畏寒、四肢麻木、关节酸痛
风湿跌打膏	三棱、莪术	祛风湿、止痹痛	筋骨酸痛、畏寒、四肢麻木、关节酸痛

第二章

临证一得

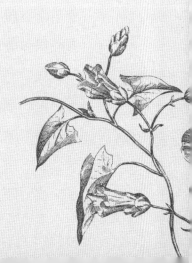

第一节　项痹病（神经根型颈椎病）

一、病名

中医病名：项痹病。

西医病名：神经根型颈椎病。

二、诊断

（一）疾病诊断

1. 中医诊断标准

参考国家中医药管理局制定的《中医病证诊断疗效标准》。

（1）有慢性的劳损外伤史，或有颈椎先天性畸形、退行性病变。

（2）多发于40岁以上中年人，长期低头工作者或习惯于长时间看电视、录像、上网者，往往呈慢性发病。

（3）颈、肩背疼痛，颈部板硬，上肢麻木。

（4）活动功能受限，病变颈椎棘突、患侧肩胛骨内上角常有压痛，可摸到条索状硬结或肌痉挛，可有上肢肌力减弱和肌肉萎缩，臂丛牵拉试验阳性，椎间孔挤压试验阳性。

（5）X线正位摄片显示，钩椎关节增生，张口位可有齿状突偏歪，侧位摄片显示颈椎曲度变直，椎间隙变窄，有骨质增生或韧带钙化，斜位摄片可见椎间孔变小。CT及MRI检查对定性、定位诊断有意义。

2. 西医诊断标准

参照中国康复医学会颈椎病专业委员会2010年颁布的《颈椎病诊治与康复指南》。

（1）具有根性分布的症状（麻木、疼痛）和体征。

（2）椎间孔挤压试验和（或）臂丛牵拉试验阳性。

（3）影像学所见与临床表现基本相符合。

（二）分期诊断

1. 急性期

急性期也称为炎性水肿期，发病1周内。颈肩部疼痛剧烈，颈椎活动受限，稍有活动即可使颈肩臂部疼痛加重，疼痛剧烈时难以坐卧，被动以健肢拖住患肢，影响睡眠。

2. 慢性期

慢性期也称为缺血期，发病后1～2周。颈僵，颈肩背部酸沉，颈椎活动受限，患肢串痛麻木，可以忍受。

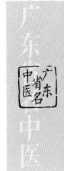

3. 恢复期

发病2周后。颈肩部及上肢麻痛症状消失，但颈肩背及上肢酸沉症状仍存在，受凉或劳累后症状加重。

（三）证候诊断

1. 风寒痹阻证

颈、肩、上肢串痛麻木，以痛为主，头有沉重感，颈部僵硬，活动不利，恶寒畏风。舌淡红，苔薄白，脉弦紧。

2. 气滞血瘀证

颈肩部、上肢刺痛，痛处固定，伴有肢体麻木。舌质暗，脉弦。

3. 痰湿阻络证

头晕目眩，头重如裹，四肢麻木，纳呆。舌暗红，苔厚腻，脉弦滑。

4. 肝肾不足证

眩晕头痛，耳鸣耳聋，失眠多梦，肢体麻木。舌红，脉弦。

5. 气血亏虚证

头晕目眩，面色苍白，心悸气短，四肢麻木，倦怠乏力。舌淡苔少，脉细弱。

三、治疗方法

（一）辨证论治

1. 风寒痹阻证

治法：祛风散寒，祛湿通络。

推荐方药：羌活胜湿汤加减。羌活、独活、藁本、防风、炙甘草、川芎、蔓荆子等。或具有同类功效的中成药。

2. 气滞血瘀证

治法：行气活血，通络止痛。

推荐方药：桃红四物汤加减。熟地黄、当归、白芍、川芎、桃仁、红花等。或具有同类功效的中成药。

3. 痰湿阻络证

治法：祛湿化痰，通络止痛。

推荐方药：半夏白术天麻汤加减。半夏、天麻、茯苓、橘红、白术、甘草等。或具有同类功效的中成药。

4. 肝肾不足证

治法：补益肝肾，通络止痛。

推荐方药：肾气丸加减。熟地黄、山药、山茱萸、牡丹皮、茯苓、泽泻、桂枝、附子（先煎）等。或具有同类功效的中成药。

5. 气血亏虚证

治法：益气温经，和血通痹。

推荐方药：黄芪桂枝五物汤加减。黄芪、桂枝、芍药、生姜、大枣等。或具有同类功效的中成药。

（二）特色疗法

1. 手法治疗

（1）松解类手法。

基本手法：头颈部一指禅推法、点按法、㨰法、拿法、揉法、推法、叩击法等，可选择上述一种或几种手法放松颈项部的肌肉。

通调督脉法：患者取俯卧位，医生以大拇指指端按顺序分别点按风府穴、大椎穴、至阳穴、命门穴，点揉第1胸椎至第12胸椎两侧夹脊穴、膀胱经腧穴，反复3遍，力量以患者出现局部温热、酸胀、传导为度。

间歇拔伸法：患者取仰卧位，医生一手托住颈枕部，一手把住下颌，纵向用力拔伸，持续2~3分钟，可反复3~5次。

（2）调整类手法。

旋提手法：嘱患者颈部自然放松，主动将头部水平旋转至极限角度，并做最大限度屈曲，达到有固定感。医生以肘部托住患者下颌，轻轻向上牵引3~5秒后，用短力快速向上提拉，常可听到"喀"的弹响声。扳动时要掌握好发力时机，用力要快而稳。

定位旋转扳法：以向右旋转为例。患者取坐位，医生站于患者后方，以左手拇指指腹推顶在患者病变颈椎棘突（或横突）旁，用右手（或肘窝）托住患者下颌部。嘱其颈项部放松，低头屈曲15°~30°，然后嘱患者顺着医生的右手在屈曲状态下向右慢慢转头，当旋转到最大限度而遇有阻力时，医生顺势施以快速的向右扳动，同时，推顶棘突的左手拇指向右用力推压，两手协调动作，常可听到"喀"的弹响声，有时医生拇指下也有轻微的位移感。

2. 针刺治疗

局部取穴为主，远部取穴为辅，可选用运动针灸、平衡针、腹针、头针、手针、火针、铍针等特色针刺疗法。

3. 艾灸治疗

直接灸、艾条灸、热敏灸、雷火灸等。

4. 针刀疗法

有明确压痛点者，在严格消毒的前提下可实施针刀治疗，以颈肩部阿是穴、筋结为松解减压部位。

5. 牵引疗法

可根据病情及临床经验制定牵引的重量、牵引的角度及牵引的体位。

（三）其他疗法

1. 其他外治法

敷贴、刮痧、拔罐、中药离子导入等。

2. 物理治疗

红外线照射、蜡疗、超声药物透入、电磁疗法等。

（四）护理调摄要点

1. 心理护理

耐心向患者讲解颈椎病的病因和治疗方法等，使患者抛开顾虑，积极配合治疗与护理。

2. 生活方式指导

（1）枕头与睡眠姿势：侧卧时枕头应与肩同高，保持头与颈在同一个水平线。

（2）工作姿势：坐位工作应尽量避免驼背、低头。

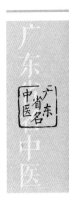

第二节　膝痹病（膝关节骨关节病）

一、病名

中医病名：膝痹病。

西医病名：膝关节骨关节病。

二、诊断

（一）疾病诊断

1. 中医诊断标准

参照中国中医药研究促进会骨科专业委员会、中国中西医结合学会骨伤科专业委员会关节工作委员会《膝骨关节炎中医诊疗专家共识（2015年版）》。

（1）初起膝关节隐隐作痛，屈伸不利，轻微活动可稍缓解，气候变化加重，反复缠绵不愈。

（2）起病隐匿，发病缓慢，中老年人多发。

（3）膝部可轻度肿胀，活动时关节常有咔嚓声和摩擦声。

（4）X线检查可见骨质疏松、关节间隙变窄、软骨下骨质硬化、边缘唇样改变、骨赘形成。

2. 西医诊断标准

参照中华医学会骨科学分会《骨关节炎诊治指南（2007年版）》中膝关节骨关节病的诊断标准。

（1）临床表现：膝关节疼痛及压痛，关节僵硬，关节肿大，骨摩擦音（感），关节无力、活动障碍。

（2）影像学检查：X线特点表现为非对称性关节间隙变窄，软骨下骨硬化和囊性变，关节边缘骨质增生和骨赘形成；关节内游离体，关节变形及半脱位。

（3）实验室检查：血常规、蛋白电泳、免疫复合物及血清补体等指征一般在正常范围。伴有滑膜炎者可见C反应蛋白（CRP）及血沉（ESR）轻度升高，类风湿因子及抗核抗体阴性。

（4）具体诊断标准：①近1个月内反复膝关节疼痛。②X线片（站立或负重位）示关节间隙变窄、软骨下骨硬化和（或）囊性变、关节缘骨赘形成。③关节液（至少2次）清亮、黏稠，白细胞<2 000个/mL。④中老年患者（≥40岁）。⑤晨僵时间≤30分钟。⑥活动时有骨擦音（感）。

综合临床、实验室及X线检查，符合上述①+②条，或①+③+⑤+⑥条，或①+④+⑤+⑥条，可诊断膝关节骨关节病。

（二）分期诊断

1. 发作期

膝关节中度以上疼痛，或呈持续性，重者疼痛难以入眠；膝关节肿胀，功能受限，跛行甚至不能行走。

2. 缓解期

膝关节轻度疼痛，劳累或天气变化时加重，或以酸胀、乏力为主，或伴膝关节活动受限。

（三）证候诊断

1. 气滞血瘀证

关节疼痛如刺，休息后痛反甚。舌质紫暗，或有瘀斑，脉沉涩。

2. 寒湿痹阻证

关节疼痛重着，遇冷加剧，得温则减。舌质淡，苔白腻，脉沉。

3. 湿热痹阻证

膝关节疼痛，焮红灼热，肿胀疼痛剧烈，得冷则舒，筋脉拘急，日轻夜重，多兼有发热，口渴，烦闷不安。舌质红，苔黄腻或黄燥，脉滑数。

4. 肝肾亏虚证

关节隐隐作痛，腰膝酸软无力，酸困疼痛，遇劳更甚。舌质红，少苔，脉沉细无力。

5. 气血虚弱证

关节酸痛不适，少寐多梦，自汗盗汗，头晕目眩，心悸气短，面色少华。舌淡，苔薄白，脉细弱。

（四）鉴别诊断

1. 膝关节半月板损伤

膝关节骨关节病当与膝关节半月板损伤相鉴别。二者可皆有膝关节疼痛、活动受限等。但半月板损伤常有一定的外伤史，多为青壮年，可出现交锁征、麦氏征（＋）等，而骨性关节炎常发生于中老年人，可有关节摩擦感，髌骨研磨试验（＋），二者经X线、MRI检查不难鉴别。

2. 膝关节侧副韧带损伤

在韧带损伤部位有固定压痛，常在韧带的上下附着点或中部。膝关节呈半屈曲位，活动关节受限。侧方挤压试验阳性。

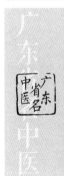

三、治疗方法

（一）辨证论治

1. 气滞血瘀证

治法：行气活血。

推荐方药：桃红四物汤加减。当归、生地黄、桃仁、红花、枳壳、川芎、牛膝等。或具有同类功效的中成药。

2. 寒湿痹阻证

治法：散寒除湿。

推荐方药：蠲痹汤加减。附子、当归、黄芪、炙甘草、肉桂、羌活、防风等。或具有同类功效的中成药。

3. 湿热痹阻证

治法：清热除湿。

推荐方药：四妙散加减。苍术、黄柏、川牛膝、薏苡仁、连翘、忍冬藤、防己、木瓜、苦参、秦艽、生地黄等。或具有同类功效的中成药。

4. 肝肾亏虚证

治法：滋补肝肾。

推荐方药：左归丸加减。枸杞子、龟板胶、鹿角胶、牛膝、山药、山茱萸、熟地黄、菟丝子等。或具有同类功效的中成药。

5. 气血虚弱证

治法：补气养血。

推荐方药：八珍汤加减。党参、当归、茯苓、白术、川芎、白芍、熟地黄、炙甘草等。或具有同类功效的中成药。

（二）特色疗法

1. 中药封包治疗

将汕头市中医医院自制中药热敷包（当归、桂枝、红花、五加皮、路路通、虎杖、络石藤、羌活、徐长卿、延胡索、紫苏叶、丁香）打湿，置于蒸锅中蒸汽加热后敷于患处，每次30~45分钟，每日1~2次。

2. 中药涂搽治疗和中药硬膏贴敷疗法

外敷药是中医药重要的治疗方法，局部外敷可以将中药有效成分作用于膝关节，使药力发挥作用。应用时将汕头市中医医院自制中药药膏红楼消肿膏和伤科外用药酒配合使用。将红楼消肿膏平涂于大小合适的药膏敷垫，用绷带隔离药膏表面，制成硬膏，使用伤科外用药酒涂搽患膝后，将药膏敷于患侧膝部。

3. 灸法和穴位敷贴治疗

（1）体位：坐位或仰卧位。

（2）辨证取穴：如阳陵泉穴、阴陵泉穴、足三里穴、膝眼穴、关元穴、气海穴、天枢穴等。

（3）频次：每日1~2次，每次20~30分钟。

4. 针刀疗法

在严格消毒的前提下，可在韧带（髌前韧带止点，内、外副韧带起止点，髌骨斜束韧带起点），滑囊（髌上、下囊、鹅足囊、腘窝囊等，关节内：翳状皱襞起点、脂肪垫、髌尖内血管祥），神经卡压点（隐神经髌下支、腓总神经腓骨小头部卡压点）等部位实施针刀疗法，取小针刀直刺到达病变部位，行纵行或横行松解组织，出针后以无菌棉球按压伤口2分钟，术后活动患膝关节。必要时可每周治疗1次。

5. 手法治疗

（1）理筋手法：以点按法、揉按法、拿捏法、屈伸法、弹拨法等为主要操作要点。

（2）推髌手法：以向上、下、内、外各方向推动髌骨为主要操作要点。

（3）膝关节拔伸牵引：治疗者双手握持小腿远端拔伸并持续牵引，力量以有膝关节牵开感为度。

（4）膝被动屈伸法：收展髋关节，至极限位（以患者能忍受为度），反复操作；被动屈伸膝关节，至极限位（以患者能忍受为度），反复操作。

6．物理治疗

（1）微波治疗：每次20分钟，每日1～2次。此疗法有镇痛、抗炎、脱敏、改善组织代谢和营养等作用。

（2）磁振热治疗：每次20分钟，每日1～2次。此疗法可以降低肌肉紧张度，提高血管通透性，促进炎症产物排出，有助于消炎。

（3）红外线治疗：每次20分钟，每日1～2次。此疗法可穿过皮肤，直接使肌肉、皮下组织等产生热效应，加速血液循环，增加新陈代谢，减少疼痛，松弛肌肉等。

（三）其他疗法

1．西药治疗

（1）关节腔内治疗。①药物：玻璃酸钠注射液2mL。

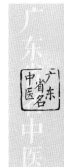

②方法：患者屈膝90°，常规消毒外膝眼或内膝眼，选用7号针头，向关节腔内刺入，注入药物。无菌棉签压迫3分钟。③疗程：每周1次，疗程5周。

（2）止痛剂：塞来昔布胶囊、美洛昔康片、醋氯芬酸缓释片等。

（3）促进骨代谢类药物治疗：鹿瓜多肽、骨瓜提取物、骨肽等。

2. 功能锻炼

踝关节主动屈伸锻炼（踝泵）、股四头肌运动训练等。

3. 手术疗法

在正规系统保守治疗3～6个月无效者，可考虑关节镜、关节置换等手术治疗。

（四）护理调摄要点

1. 一般护理

（1）心理护理：耐心细致向患者讲述疾病治疗及康复的过程、注意事项，介绍同种疾病不同个体成功的例子，消除其紧张和顾虑，使其积极配合治疗和护理。

（2）注意休息，适当进行活动，以保持关节的活动功能。疼痛严重者应卧床休息，膝关节制动，软枕抬高下肢。

（3）膝关节注意保暖，勿受寒冷刺激，戴护膝保护膝关节。

（4）进行必要的锻炼，如练气功、游泳、散步等，以维持肌力和保持关节活动，但应注意避免过度活动引起损伤。

（5）患者因体位改变，出现剧烈的疼痛和功能障碍，应立即扶患者平躺，协助医生帮助患者松解关节，减轻疼痛。

（6）患者行走不方便，卧床期间要做好生活护理，定时洗头擦身、修剪指甲胡须、整理床单，使患者舒适。

（7）饮食宜清淡易消化，多吃蔬菜、水果，忌生冷、发物及煎炸品。

（8）膝关节肿胀较甚，疼痛加重，应警惕关节内积液。及时报告医生在局部麻醉下抽出积液，并常规送检，加压包扎。

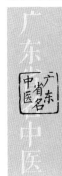

2. 辨证施护

（1）气滞血瘀证：患者卧床休息，不宜下地行走，患肢以软枕抬高，护理人员协助生活护理。膝部予艾灸、热敷或推拿疗法，以达到活血、通络、止痛的目的。注意饮食，宜食用活血通络、温经壮阳之品，如参芪当归煲粥、乌鸡熟地汤。中药汤剂宜温服。

（2）寒湿痹阻证：注意保暖，尤其阴雨天气，戴护膝保护，病房温湿度适宜。观察膝关节肿胀、疼痛的变化。加强热疗、热敷。饮食宜用祛风胜湿、温经通络之品，如姜蒜辣面条，防风葱白粥或牛膝、独活煲猪胰等，趁热食用，以汗出为度。中药汤剂宜温服。

（3）湿热痹阻证：观察膝关节肿胀、疼痛的变化。饮食宜用祛风胜湿、清热之品，忌食生冷、辛辣、滋腻之品。服用中药汤剂宜以不热为度。

（4）肝肾亏虚证及气血虚弱证：患者卧床休息，做好病情观察及安全防护措施，防止患者跌倒损伤。病房保持安静、舒适，避免噪音，保证患者得到充分的休息。关节、腰部酸痛按医嘱予理疗，如干扰电、频谱照射，以缓解疼痛。头晕、耳鸣明显时，绝对卧床休息，保持情绪稳定，对症处理。食宜补益气血、益肝肾，可用熟地黄、当归、黄芪煲鸡汤，杜仲、牛膝煲猪脚筋，桃仁粥。中药宜分次温服。

3. 日常生活注意事项

（1）减轻关节的负担。①减肥，改变不良的饮食习惯，防止骨质疏松。②避免引起疼痛的动作，如上下楼梯、爬山、长时间行走，可骑自行车运动。③注意关节的保暖，使血液循环正常，防止疼痛，如药物护膝。

（2）加强肌力，防止关节破坏，防止关节囊挛缩之后的关节屈伸障碍。

（3）最大限度地伸展和屈曲膝关节。

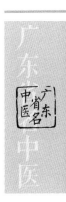

第三节　腰痹病（腰椎间盘突出症）

一、病名

中医病名：腰痹病。

西医病名：腰椎间盘突出症。

二、诊断

（一）疾病诊断

（1）多有腰部外伤、慢性劳损或寒湿史。大部分患者在发病前多有慢性腰痛史。

（2）常发于青壮年。

（3）腰痛向臀部及下肢放射，腹压增加（如咳嗽、喷嚏）时疼痛加重。

（4）脊柱侧弯，腰椎生理弧度消失，病变部位椎旁有压痛，并向下肢放射，腰部活动受限。

（5）下肢受累神经支配区有感觉过敏或迟钝，病程长者可出现肌肉萎缩。直腿抬高或加强试验阳性，膝、跟腱反射减弱或消失，拇趾背伸力可减弱。

（6）X线检查：脊柱侧弯、腰生理前凸变浅，病变椎间盘可能变窄，相应边缘有骨赘增生。CT或MRI检查可显示椎间盘突出的部位及程度。

（二）诊断分期

1. 急性期

腰腿痛剧烈，活动受限明显，不能站立、行走，肌肉痉挛。

2. 缓解期

腰腿疼痛缓解，活动好转，但仍有痹痛，不耐劳。

3. 康复期

腰腿痛症状基本消失，但有腰腿乏力，不能长时间站立、行走。

（三）证候诊断

1. 气滞血瘀证

近期腰部有外伤史，腰腿痛剧烈，痛有定处，刺痛，腰部僵硬，俯仰活动艰难，痛处拒按。舌质暗紫，或有瘀斑，苔薄白或薄黄，脉沉涩或脉弦。

2. 寒湿痹阻证

腰腿部冷痛重着，转侧不利，痛有定处，虽静卧亦不减或反而加重，日轻夜重，遇寒痛增，得热则减。舌质胖

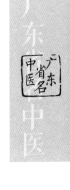

淡，苔白腻，脉弦紧、弦缓或沉紧。

3. 湿热痹阻证

腰酸腿痛，痛处伴有热感，或见肢节红肿，口渴不欲饮。苔黄腻，脉濡数或滑数。

4. 肝肾亏虚证

腰腿痛缠绵日久，反复发作，乏力、不耐劳，劳则加重，卧则减轻；包括肝肾阴虚证及肝肾阳虚证，肝肾阴虚证症见：心烦失眠、口苦咽干，舌红少津，脉弦细而数；肝肾阳虚证症见：四肢不温、形寒畏冷、筋脉拘挛，舌质淡胖，脉沉细无力等。

三、治疗方法

（一）辨证论治

1. 气滞血瘀证

治法：行气活血，祛瘀止痛。

推荐方药：桃红四物汤加减。桃仁、红花、川芎、当归、熟地黄、赤芍、香附、炙甘草、羌活、没药、地龙等。

中成药：川芎嗪、血塞通、灯盏花素、丹参川芎嗪、腰痹通胶囊等。

2. 寒湿痹阻证

治法：温经散寒，祛湿通络。

推荐方药：蠲痹汤加减。附子、当归、黄芪、炙甘草、桂枝、羌活、防风等。

中成药：小活络丹等。

3. 湿热痹阻证

治法：清利湿热，通络止痛。

推荐方药：四妙散加减。苍术、黄柏、川牛膝、薏苡仁、连翘、忍冬藤、防己、木瓜、苦参、秦艽、生地黄等。

中成药：四妙散等。

4. 肝肾亏虚证

治法：补益肝肾，通络止痛。

肝肾阳虚证推荐方药：右归丸加减。山药、山茱萸、杜仲、附子、桂枝、枸杞子、鹿角胶、当归、川芎、狗脊、牛膝、续断、桑寄生、菟丝子等。

肝肾阴虚证推荐方药：左归丸加减。熟地黄、山药、枸杞子、山茱萸、川牛膝、菟丝子、鹿角胶、龟角胶等。

中成药：独活寄生胶囊、健步虎潜丸等。

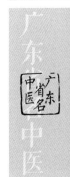

（二）特色疗法

1. 推拿手法

（1）松解手法：包括点法、压法、摇法、搽法、推法、掌揉法、拍法、弹拨法等放松肌肉类手法，适用于急性期或者整复手法之前的准备手法。

（2）整复类手法：包括俯卧拔伸法、斜扳腰椎法、牵引按压法、腰椎旋扳法等。

（3）手法治疗注意事项。有下列情形之一的，忌用或慎用手法：①影像学检查示巨大型、游离型腰椎间盘突出症，或病情较重，神经有明显受损者。②体质较弱或者孕妇等。③患有严重心脏病、高血压病、肝肾等疾病者。④体表皮肤破损、溃烂或皮肤病患者，有出血倾向的血液病患者。

2. 中药封包

将汕头市中医医院自制中药热敷包（当归、桂枝、红花、五加皮、路路通、虎杖、络石藤、羌活、徐长卿、延胡索、紫苏叶、丁香）打湿，置于蒸锅中蒸汽加热后敷于患处，每次30～45分钟，每日1～2次。

3. 针灸

主要穴位采用腰椎夹脊穴、膀胱经穴和下肢坐骨神经沿线穴位，可辅助脉冲电治疗。急性期每日治疗1次，以泻法为主；缓解期及康复期可隔日一次，以补法、泻法相互结合，配合患者证型辨证取穴。

4. 灸法和穴位敷贴

（1）体位：坐位或仰卧位。

（2）辨证取穴：如阳陵泉穴、阴陵泉穴、足三里穴、膝眼穴、关元穴、气海穴、天枢穴等。

（3）频次：每日1～2次，每次20～30分钟。

（4）注意事项：防止烫伤及过敏。

5. 物理治疗

（1）微波治疗：每次20分钟，每日1～2次。此疗法有镇痛、抗炎、脱敏、改善组织代谢和营养等作用。

（2）磁振热治疗：每次20分钟，每日1～2次。此疗法可以降低肌肉紧张度，提高血管通透性，促进炎症产物排出，有助于消炎。

（3）红外线治疗：每次20分钟，每日1～2次。此疗法可穿过皮肤，直接使肌肉、皮下组织等产生热效应，加速血液循环，增加新陈代谢，减少疼痛，松弛肌肉等。

（4）超激光疼痛治疗：每次20分钟，每日1~2次。此疗法通过照射神经节、神经干、神经丛、痛点和穴位，利用光作用于人体而产生的光电、光磁、光化学、光免疫及光酶等作用，对人体炎症性、神经性和创伤性疼痛进行有效治疗。

（三）其他疗法

1. 西药治疗

（1）营养神经类药物：如甲钴胺、神经妥乐平等。

（2）止痛治疗：塞来昔布胶囊、美洛昔康片、醋氯芬酸缓释片等。

（3）促进骨代谢类药物：鹿瓜多肽、骨瓜提取物、骨肽等。

2. 功能锻炼

可明显增强患者的腰腹肌肌力和腰部协调性，增加腰椎的稳定性，有利于维持各种治疗的疗效。急性期过后，即开始腰背肌运动疗法，主要有：

（1）五点支撑法：仰卧位，用头、双肘及双足跟着床，使臀部离床，腹部前凸如拱桥，然后缓慢放下，重复进行10～20次。

（2）三点支撑法。在前法锻炼的基础上，待腰背稍有力量后改为三点支撑法：仰卧位，双手抱头，用头和双足跟支撑身体抬起臀部。重复10～20次。

（3）飞燕式：俯卧位，双手后伸置臀部，以腹部为支撑点，胸部和双下肢同时抬起离床，如飞燕，然后放松。重复10～20次。

3. 手术疗法

如游离型脱出或者巨大型椎间盘突出，髓核压迫神经根明显，并出现下肢肌力下降、感觉减退，严重影响生活工作，且保守治疗无效者，根据具体手术适应证选择适宜的手术治疗。

四、护理调摄要点

1. 急性期的护理

急性期的患者因疼痛较剧烈，常需住院治疗。

（1）告知患者急性期应以卧床休息为主，减轻腰椎负担，避免久坐、弯腰等动作。

（2）配合医生做好各种治疗后，向患者讲解各种治疗的注意事项：①腰椎牵引后，患者宜平卧20分钟再翻身

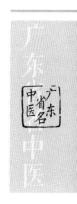

活动。②药物宜饭后半小时服用，以减少胃肠道刺激。

（3）注意保暖，防止受凉。受凉是腰椎间盘突出症的重要诱因，防止受凉可给予腰部热敷和频谱仪照射。

（4）做好心理护理。介绍相关知识，讲解情绪对疾病的影响，使患者保持愉快的心情，建立战胜腰痛病的信心。

2. 缓解期及康复期的护理

（1）指导患者掌握正确的下床方法：患者宜先滚向床的一侧，抬高床头，将腿放于床的一侧，用胳膊支撑自己起来，在站起前坐在床的一侧，把脚放在地上起身。按相反的顺序回到床上。

（2）减轻腰部负荷，避免过度劳累，尽量不要弯腰提重物，如捡拾地上的物品宜双腿下蹲，腰部挺直，动作要缓。

（3）加强腰背肌功能锻炼，要注意持之以恒。

（4）建立良好的生活方式。生活规律，多卧床休息，注意保暖。

（5）患者应树立战胜疾病的决心。腰椎间盘突出症病程长、恢复慢，患者应保持愉快的心情，用积极乐观的人生态度对待疾病。

第四节　桡骨下端骨折

一、病名

中医病名：桡骨下端骨折。

西医病名：桡骨下端骨折。

二、诊断

（一）疾病诊断

（1）手腕部有外伤史。

（2）伤后有腕部压痛、畸形、纵轴叩击痛和骨擦音，伸直型餐叉样畸形，屈曲型锅铲样畸形。

（3）X线摄片检查可明确诊断。

（二）骨折分型与分期

1. 分型

（1）无移位型。

（2）伸直型：下端向背侧移位，前臂下端呈餐叉样畸形，腕背侧可扪及骨折下端骨突。

（3）屈曲型：下端向掌侧移位，前臂下端呈锅铲样畸形，腕关节掌侧可扪及骨折下端骨突，畸形与伸直型相反。

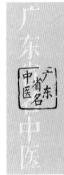

（4）半脱位型：桡骨下端背侧或掌侧缘骨折，可合并腕关节半脱位，腕关节肿胀、畸形呈半脱位。

2. 分期

根据病程，可分为早期、中期、晚期三期。

（1）早期：伤后2周内。

（2）中期：伤后2～4周。

（3）晚期：伤后4周以上。

三、治疗方案

（一）手法整复和夹板外固定治疗

1. 手法整复

（1）无移位型：无移位骨折不需要复位。

（2）伸直型：前臂旋前位，助手把住前臂，术者两手紧握手掌，两拇指并列置于骨折下端背侧，示指桡侧紧扣骨折下折端桡侧面，对抗牵引纠正重叠及旋转移位，术者两拇指猛然用力将骨折下端向下按压，扩大向掌侧成角，然后示指将骨折近端向上顶起，使腕关节掌屈尺偏，纠正远折端桡偏移位。

（3）屈曲型：前臂旋后位，助手把住前臂，术者两手紧握手掌，两拇指并列置于骨折下端掌侧，示指桡侧紧扣骨折下折端桡侧面，对抗牵引纠正重叠及旋转移位，术者两拇指猛然用力将骨折下端向下按压，扩大向背侧成角，然后示指将骨折近端向上顶起，使腕关节背伸尺偏，纠正远折端桡偏移位。

（4）半脱位型：①背侧半脱位。助手握住肘部，术者握住腕部拔伸，充分牵引后，术者一手维持牵引，另一手用掌部环握患者腕部近端，用拇指将下端骨折块及脱位部位向掌侧推挤复位，牵引下徐徐将腕关节掌屈，使伸肌腱紧张，防止复位的骨折片移位。②掌侧半脱位。手法与背侧半脱位型相反。

2. 夹板外固定

无移位骨折功能位固定4周。伸直型骨折在骨折下端背侧和近端掌侧各放一平垫，背侧桡侧夹板超腕关节，保持腕关节掌屈尺偏，前臂中立位固定。屈曲型骨折在骨折下端掌侧和近端背侧各放一平垫，掌侧桡侧夹板超腕关节，保持腕关节背伸尺偏，前臂中立位固定。半脱位型按照背侧或者掌侧半脱位参照伸直型或屈曲型骨折放置平垫和夹板。

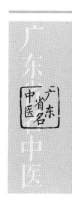

（二）手术治疗

闭合手法复位结合经皮克氏针撬拨复位固定、切开复位钢板螺丝钉内固定术等。

（三）外治

早期可用活血化瘀、消肿止痛制剂，如金黄散等；中、晚期宜用温经通络、续筋接骨之剂，如百草伤膏等。也可采用中药汤剂熏洗局部，以舒筋通络，如海桐皮汤等。

（四）根据骨折三期辨证施治

1. 骨折初期（气滞血瘀证）

治法：行气活血。

推荐方药：桃红四物汤加减。桃仁、红花、当归、川芎、白芍、车前草、大黄（后下）、甘草。

2. 骨折中期（营血不调证）

治法：活血和营。

推荐方药：和营止痛汤加减。当归尾、川芎、赤芍、苏木、陈皮、桃仁、续断、乌药、乳香、没药、木通、甘草。

3. 骨折晚期（气血亏虚证）

治法：补气养血。

推荐方药：八珍汤加减。当归、川芎、白芍、生地黄、党参、白术、茯苓、炙甘草。

（五）功能锻炼

1. 早期

肱二头肌、肱三头肌等舒张收缩练习，肩关节、肘关节和手指关节功能锻炼。

2. 中期

手指抓握锻炼及手指的灵活性锻炼。适度进行前臂旋转功能练习。

3. 晚期

拆除外固定后，腕关节功能锻炼。

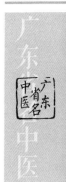

（六）并发症及防治

1. 压迫性溃疡

多由于夹板位置移动未及时调整、使用扎带过紧，或者加压垫放置位置不正确造成。骨折端手法复位后，骨折端出血进一步增加，加剧了局部软组织的肿胀，且在此过程中，由于受夹板内容量限制，未给予及时松解，而引起局部皮肤及骨突处出现压疮。一般经过及时更换敷料，预防性使用抗生素，不会出现严重后遗症。

2. 腕管综合征

主要是由骨折复位不良、掌侧压垫放置不正确、固定过紧致正中神经受压引起。

3. 腕关节僵硬

患者惧怕疼痛，骨折固定后很少锻炼手指、腕、肩、肘等关节。为防止关节僵硬，早期可使用消肿止痛、活血化瘀的中西药物加以预防，中、晚期配合理疗并不断练习患腕，活动功能可逐渐恢复。

（七）护理

1. 早期护理

（1）心理护理：老年患者顾虑多，对预后缺乏信心，对治疗反应消极，应重点从心理上解除其顾虑，与患者建立融洽友好的关系，取得患者的信任，使其积极配合治疗。

（2）生活护理：给予安静舒适的环境，保证其充足的睡眠，进食易消化食物。

（3）外固定后护理：置患肢于治疗体位，保持有效的外固定。冬天应注意患肢末节的保暖，并观察患肢手指的血液循环、疼痛、肿胀等情况。

2. 中期护理

（1）进行吃饭、穿衣、下床等活动时，务必有家人保护，注意安全，以防跌倒再次损伤。

（2）将前臂取相应治疗体位，三角巾悬挂于胸前，保持有效的外固定。夹板固定者应及时调整固定带的松紧度，以能在夹板面上下移动1cm为宜。

（3）观察伤肢疼痛及肿胀情况，发现局部出现异常疼痛及肿胀，及时去医院检查。定期门诊复查，根据X线片显示的骨折愈合情况，选择合适的时机去除外固定。

（4）指导进行功能锻炼。

3. 晚期护理

（1）注意安全，防止跌倒再次损伤。

（2）定期门诊复查，根据X线片显示的骨折愈合情况，选择合适的时机去除内固定。

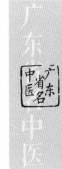

（3）加强功能锻炼与康复治疗，预防各种并发症。

（4）注意营养，多晒太阳，逐渐恢复日常生活自理。

四、治疗事项

（1）入院后尽快完善各项相关检查，积极预防各种并发症，争取早期手法复位治疗，一般在受伤后8小时内。

（2）有痰的患者需要做痰培养加药敏试验，正确使用抗生素。

（3）骨折早期的中医药治疗，应注意祛邪与扶正的平衡，活血祛瘀、通腑泻下的药物容易耗伤气血，应掌握好药物剂量，药后得效即止。

（4）桡骨下端骨折患者由于骨折创伤容易失眠，予以王不留行籽行耳穴压豆治疗，取耳朵的交感、心和肾穴位，每日1次，每次12小时，隔日换一侧耳朵。嘱患者治疗期间可按压王不留行籽刺激耳穴2~3次，使耳穴产生酸胀感以增强疗效。

五、加强预防骨折宣传教育

桡骨下端骨折多见于中老年人，由于中老年人普遍存在骨质疏松问题，骨折多为粉碎性。广东潮汕地区人们喜欢饭后马上喝功夫茶，钙质容易流失。治疗上，应加强宣传补钙治疗，如日常口服钙尔奇D_{600}、福善美等。嘱患者适当参加户外运动，每天日光浴不少于半小时。遇到潮湿地面注意防跌倒。

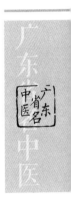

第五节　单纯性胸腰椎骨折

一、病名

中医病名：单纯性胸腰椎骨折。

西医病名：胸腰椎压缩性骨折。

二、诊断

（一）疾病诊断

1. 中医诊断标准

（1）有明显外伤史。

（2）腰背部疼痛、肿胀、活动受限，压痛、后凸畸形。

（3）X线片显示：椎体呈楔形改变。

（4）双下肢无神经症状，无括约肌功能障碍。

2. 西医诊断标准

（1）有明显外伤史。

（2）局部疼痛、肿胀，站立及翻身困难，可出现腹痛、腹胀，甚至出现肠麻痹症状。

（3）X线片显示：椎体呈楔形改变。

（4）双下肢无神经症状，无括约肌功能障碍。

（二）分期

（1）早期：伤后2周内。

（2）中期：伤后2~4周。

（3）后期：伤后4周以上。

（三）证候诊断

1. 血瘀气滞证

损伤早期，瘀血停积、血瘀气滞，肿痛并见，多见局部肿胀、疼痛剧烈，胃纳不佳，大便秘结。舌淡红，苔薄白，脉弦紧。

2. 营血不调证

损伤中期，筋骨虽续而未坚，肿痛虽消而未尽，局部疼痛程度已有减轻，但活动仍受限。舌暗红，苔薄白，脉弦缓。

3. 气血两虚证

损伤后期，气血不足，筋骨不坚，可见腰部酸软、四肢无力、活动后腰部仍隐隐作痛。舌淡苔白，脉虚细。

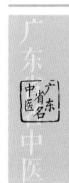

（四）分类

单纯性胸腰椎骨折分为3类：Ⅰ类为单纯椎体前方楔形变，压缩不超过50%，中柱与后柱均完好；Ⅱ类是椎体楔形变伴椎后韧带复合结构破裂，并有棘突间距离加宽、关节突骨折或半脱位；Ⅲ类为前、中、后三柱均破裂，椎体后壁虽不受压缩，但椎体后上缘骨折，骨折片旋转进入椎管，侧位X线片上可见到此骨折片位于上椎与骨折椎的椎弓根之间。

三、鉴别诊断

本病当与腰椎间盘突出症相鉴别。二者可皆有腰背部疼痛不适，活动受限，但胸腰椎压缩性骨折常有明显的外伤史，腰椎间盘突出症常有双下肢的放射痛、麻木等不适，直腿抬高试验阳性，肌力下降等。二者经X线和CT等检查不难鉴别。

四、诊疗方案

分期治疗

适应证：Ⅰ类、Ⅱ类单纯性胸腰椎骨折。

1. 早期

（1）腰背部垫软枕和腰背肌功能锻炼。患者入院后卧硬板床，腰背部骨折处垫软枕，同时进行腰背肌功能锻炼（五点式功能锻炼：患者用头部、双肘及双足作为承重点，用力使腰背部呈弓形挺起。一般在伤后1周内达到此练功要求）。亦可采用过伸复位外固定等技术进行治疗，但要熟练掌握技术操作，保证使用安全。

（2）热敷理疗：①自制中药热敷包（院内制剂）热敷骨折处，每次30分钟，每日1~2次。②红楼消肿膏外贴（院内制剂），每日1次。③微波、激光理疗。④灸法（关元穴、气海穴），每日1次。⑤穴位贴敷（足三里穴），每日1次。

（3）中医辨证施治。

治法：行气活血，消肿止痛。

方药：复元活血汤加减。

柴胡10g	天花粉10g	当归尾10g	红花5g
桃仁10g	川芎10g	赤芍10g	牡丹皮10g
延胡索10g	台乌10g	五灵脂10g	甘草5g

脘腹胀满者，可加枳实、厚朴、槟榔等理气除满；食积较重者，可加鸡内金、谷芽、麦芽以消食。

中成药：伤科接骨片等。

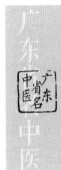

（4）西医治疗。①补充钙剂：钙尔奇D_{600}或葡萄糖酸钙。②活性维生素D：骨化三醇胶丸。③止痛：美洛昔康、塞来昔布和双氯芬酸钠等。④促进骨代谢：骨肽类药物。⑤抗骨质疏松：鲑鱼降钙素注射液肌内注射或鲑鱼降钙素喷鼻剂喷鼻。

（5）对于椎管内梗阻明显的、指征明确的，亦可考虑切开复位、椎管减压、椎弓根螺丝钉内固定及植骨融合等手术治疗方法。

2. 中期

（1）绝对卧硬板床休息，腰部垫软枕，腰背肌锻炼（三点式功能锻炼：用头和双足承重，全身呈弓形挺起，腰背尽力后伸。一般要求在伤后2～3周达到此练功要求）。

（2）热敷理疗：①自制中药热敷包（院内制剂）热敷骨折处，每次30分钟，每日1～2次。②微波、激光理疗。

（3）中医辨证施治。

治法：活血和营，接骨续筋。

方药：接骨紫金丹加减。

土鳖虫10g　乳香6g　　没药6g　　自然铜10g

骨碎补10g　大黄10g　血竭10g　当归10g

中成药：伤科接骨片等。

（4）西医治疗。①补充钙剂：钙尔奇D_{600}或葡萄糖酸钙。②活性维生素D：骨化三醇胶丸。③止痛：美洛昔康、塞来昔布和双氯芬酸钠等。④促进骨代谢：骨肽类药物。⑤抗骨质疏松：鲑鱼降钙素注射液肌内注射或鲑鱼降钙素喷鼻剂喷鼻。

3. 后期

（1）脊柱外固定支架或腰围固定下床活动，腰背肌功能锻炼（四点式功能锻炼：患者用双手及双足承重，全身弓形挺起如拱桥。此练功方法难度较大，青壮年患者经过努力，在伤后5~6周内达到此练功要求）。

（2）中医辨证施治。

治法：补益气血，强壮筋骨。

方药：独活寄生汤加减。

独活15g	细辛10g	秦艽10g	肉桂10g
防风10g	桑寄生10g	杜仲10g	牛膝10g
当归10g	川芎10g	熟地黄10g	白芍10g
党参10g	茯苓10g	甘草10g	

（3）西医治疗。①补充钙剂：钙尔奇D_{600}或葡萄糖酸钙。②活性维生素D：骨化三醇胶丸。③止痛：美洛昔康、塞来昔布和双氯芬酸钠等。④促进骨代谢：骨肽类药

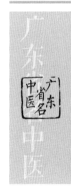

物。⑤抗骨质疏松：鲑鱼降钙素注射液肌内注射或鲑鱼降钙素喷鼻剂喷鼻。

五、复位手法

牵引过伸按压法：患者俯卧于硬板床上，双手抓住床头，一助手立于患者头侧，两手反持腋窝处；另一助手立于足侧，双手握双踝，两助手同时用力，逐渐进行牵引。至一定程度后，足侧助手逐渐将患者双下肢提起悬离床面，使脊柱得到充分牵引和后伸，当肌肉松弛、椎间隙及前纵韧带被拉开后，术者双手重叠，压于骨折后凸部，适当用力下压，借助前纵韧带的伸张力，将压缩之椎体拉开，同时后凸畸形得以复平。

六、难点与分析及解决方案

骨折早期患者多疼痛不能配合锻炼，可以改予非甾体类消炎止痛药或阿片类药物止痛处理，提高患者治疗的依从性。

七、疗效评价

（一）评价标准

根据《中医病证诊断疗效标准》（国家中医药管理

局，南京大学出版社，1994年）中的胸腰椎骨折疗效标准分为优、良、差。

（1）优：椎体高度恢复3/4以上，后凸畸形完全纠正或Cobb氏角＜5°，疼痛消失，活动功能正常。

（2）良：2/3＜椎体高度恢复≤3/4，后凸畸形部分纠正或Cobb氏角＜15°，偶有疼痛，劳动诱发轻度疼痛，日常生活、劳动能力部分受到影响。

（3）差：椎体高度恢复≤2/3，后凸畸形无纠正或Cobb氏角≥15°，静息疼痛，活动加剧，日常生活、劳动能力明显受到影响。

（二）评价方法

（1）于治疗前、治疗3周、治疗1个月、治疗6个月随访时行X线检查，分别测量其上位椎体高度和下位椎体高度，取平均值作为参考值，计算伤椎参考高度；分别测量治疗前、治疗3周、治疗1个月、治疗6个月伤椎的椎体前缘高度，再除以伤椎前缘参考高度，得出各时间段伤椎前缘的百分率，然后进行比较。中后缘高度百分率的测量及计算方法同理。

（2）测量矢状面Cobb氏角：在治疗前、治疗3周、治疗1个月、治疗6个月的X线侧位片上分别作伤椎上位椎体

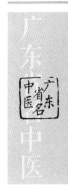

上终板线和伤椎下位椎体的下终板线的垂直线，两垂直线的交角即为矢状面Cobb氏角。

（3）按照美国国立卫生研究所制定的临床疼痛的测定视觉模拟标尺法对治疗前后患者的腰背部疼痛程度进行比较。评价标准，①0分：0cm，无任何疼痛感觉。②2分：1～3cm，轻度疼痛，不影响工作、生活。③4分：4～6cm，中度疼痛，影响工作，不影响生活。④6分：7～10cm，重度疼痛，疼痛剧烈，影响工作及生活。患者根据自己的痛觉在一长为10 cm的直线上标明能代表自身疼痛程度的位置，最后由医生评分。

八、护理

1. 情志护理

单纯性胸腰椎骨折多属突发性损伤，伤及筋骨，以致气血瘀滞，导致不同程度的肿痛和功能障碍。患者表现出焦虑、急躁及对疾病预后惊恐的心理。因此护理人员应在详细了解病情、争取合理治疗措施的同时，加强心理护理，给予患者耐心细致的安慰和解释，解除患者的恐惧心理，帮助患者了解损伤修复过程和治疗措施，以配合治疗。

2. 生命体征的观察

患者椎体骨质疏松，血运丰富，骨折后易致出血，病情易发生变化，故在入院初期应严密观察病情，及时测量体温、脉搏、呼吸和血压，并做好详细记录，以防止气血虚脱的发生。

3. 体位护理

单纯性胸腰椎骨折患者仍潜在继续损伤的危险，做好体位护理非常重要。患者平卧硬板床，骨突部位垫海绵垫，在骨折部垫一薄枕，使脊柱背伸。为防止患者因卧床时间过长而发生压伤和褥疮，需定时为患者翻身，并按摩骶尾部或用酒精擦拭，以促进局部血液循环。翻身时嘱患者挺直腰，绷紧背部肌肉以形成自然内固定，护士或亲属托住患者肩部、髋部及双下肢同时翻动，保持躯干上下一致，切忌脊柱旋转扭曲，以免加重损伤。

4. 饮食护理

早期饮食护理：患者因胃肠蠕动减弱出现腹胀、便秘，此时饮食宜清淡，应以易消化的饮食或半流质为主；多吃水果、蔬菜，忌食肥甘厚味、辛辣及易胀气的豆类食物。必要时以大承气汤煎服或灌肠。

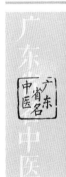

中后期饮食护理：患者食欲增加，骨折修复机体消耗较大，饮食应以营养和钙质丰富的食物为主，按照健脾和胃、补益肝肾、强筋壮骨之原则来调理。

5. 并发症的护理

腹胀便秘：按摩腹部，每日在右下腹顺着结肠向上、向左、向下按摩，时间为20～30分钟，每日3次，可预防腹胀、便秘。如出现上述症状，可针刺足三里穴、关元穴、气海穴、天枢穴以理气消胀，促进排便。根据患者年龄、体质采用相应行针疗法。

尿闭：由于部分患者不习惯卧位，常造成小便困难，甚至尿潴留。在排除神经功能损害性尿潴留的情况下，可听流水声诱导排尿。同时做好患者的思想工作，解除其紧张情绪，配合按摩期门穴1 000下左右，耳穴取膀胱、肾、皮质下，针灸疗法取三阴交穴、委中穴，针后加灸效果更好。以上处理均无效者予以导尿，但尿管留置时间不宜超过3日，以免发生泌尿系感染。

九、功能锻炼

功能锻炼能起到舒筋活络、强壮筋骨、加速骨连接的作用。采用脊柱骨折的四步练功法（即五点式功能锻炼、四点式功能锻炼、三点式功能锻炼、飞燕式点水法）是预防肌肉萎缩、关节强直、恢复腰背肌功能、减少后遗症的关键。因此要指导患者进行合理的功能锻炼。年迈体弱的患者，开始时需要在护理人员的帮助下，使臀、腰背部离开床面，每日做3～4次，每次100下。臀、背部抬得越高，速度越快越好，动作要协调，循序渐进，由少到多，逐渐加大。60岁以下的患者，一般能较好地完成四点式功能锻炼，要求每次完成200下以上。护理人员每日观察患者练功，并做好记录。嘱患者勿过早下床活动，锻炼时勿急躁，循序渐进、持之以恒，才有利于早日康复。

第六节　四藤四物汤治疗强直性脊柱炎

强直性脊柱炎是一种慢性进行性的自身免疫性疾病，主要侵犯中轴关节，并可导致肌腱韧带止点发生慢性炎症。本病常引起炎性腰痛、肌腱端炎、外周关节炎，并可伴发关节外病变症状，是一种血清阴性脊柱关节病。本病严重影响患者的日常生活，甚至使患者失去生活自理能力，给患者及其家庭带来沉重的负担，故医学界对本病的重视程度越来越高。近年来，许多中医学家运用中医药治疗本病取得了良好的临床疗效，为本病的治疗做出了卓越的贡献。强直性脊柱炎在中医学上属骨痹、肾痹的范畴。《素问·痹论》云："以冬遇此者为骨痹……骨痹不已，复感于邪，内舍于肾……肾痹者，善胀，尻以代踵，脊以代头。"关于本病的西医治疗，目前主要是应用非甾体抗炎药、慢作用抗风湿药、免疫抑制剂及糖皮质激素等药物治疗。上述药物虽有一定的临床疗效，但大部分只能缓解症状，而不能控制强直性脊柱炎病情的发展，且不良反应较多。因此，许多医家开始研究中医药治疗强直性脊柱炎的突破口，经过各代中医学家的共同努力，运用中医药治疗本病取得了重大突破，通过辨证论治，采用专方、验方、基本方加减治疗本病有明显的特色和优势。

一、病因病机

祖国医学关于强直性脊柱炎病因病机的认识和记载最早见于《黄帝内经》。《素问·骨空论》云："督脉为病，脊强反折，腰痛不可以转摇。"现代中医学家对强直性脊柱炎病因病机的认识虽存在一定的差异，但总体已较为统一。目前认为强直性脊柱炎的病因病机离不开肾阴阳两虚，肝肾不足，正气虚损，外邪乘虚内侵，内外合邪导致痰浊瘀血内停，气血运行不畅致筋骨不利，痿废不用而发为本病。本病病位在脊柱及腰尻，与肝、肾、督脉的关系密切，病性总属本虚标实。《证治准绳·腰痛》云："有风、有湿、有寒、有挫闪，有瘀血，有滞气，有痰积，皆标也。肾虚，其本也。"这是王肯堂对腰痛病因病机的总体概括。目前现代医学关于强直性脊柱炎的病因尚未得到一致结论，认为强直性脊柱炎的发生可能与遗传、感染、免疫、环境等因素有关，但病因仍不十分明确。目前，大部分中医学者认为本病是由于禀赋不足或后天失养致肾虚督空，风、寒、湿等邪气乘虚侵犯人体，内外合而为病。李伟居教授认为强直性脊柱炎病位在于肾督。素体正气虚弱，腠理疏松不密，卫外不固是该病发生的内在原因，而风、寒、湿邪乘虚而入，侵犯人体则为外在因素。本病的辨证论治应抓住风、寒、湿、瘀、虚五个基本特点，同时强调久病必虚，久病必伤肾，久病必蚀骨的特点。肾为先天之本，主骨生髓；督脉贯脊。肾亏致督脉空虚，风、寒、湿等邪气乘虚侵犯肾督，导致筋骨失养，脉络受损。综上，本病病性总属本虚标实，素体肾督亏虚为本，风寒、湿邪侵犯人体为标，风、寒、湿之邪侵犯肾督，督脉为"阳脉之海"，督脉受损，可累及全身多个脏腑。

二、辨证论治

（一）分型论治

现代中医学者根据临床经验及研究对强直性脊柱炎的辨证分型各具特色，并根据不同分型对本病采取辨证论治，取得良好临床疗效。当代著名中医学家吴生元教授根据多年的临床经验，将强直性脊柱炎分为寒湿阻滞型、寒湿化热型、肝肾气血亏虚三型。寒湿阻滞型患者的治疗以温经散寒、除湿通络止痛立法，选用黄芪防己汤或桂枝汤加附片，邪气盛者酌加海桐皮、海风藤、独活、伸筋草、石枫丹等加强祛风除湿、通络止痛的药物；肾虚表现甚者则酌加牛膝、续断、狗脊等补肾强腰通络药物。寒湿化热型患者的治疗以清热除湿、通络止痛立法，热在气分者选方用竹叶石膏汤加减，热在血分者则用丹栀逍遥散加减。肝肾气血亏虚型患者的治疗以补益肝肾、补气和血立法，选方用补中桂枝汤加狗脊、续断、淫羊藿、五加皮、巴戟天等具有补益肝肾并可通络止痛的药物。吴生元教授认为除湿为治疗本病的第一要务，应始终顾护脾胃，故其常加用薏苡仁、茯苓等健脾渗湿之品。袁福林采用四型辨证治疗强直性脊柱炎患者20例，虚寒型患者治以温补肾阳为主，并佐以活血、祛风、止痛，选方用桂枝汤加减〔制川草乌（先煎）、炙甘草、当归、川芎、独活、乳香、没药、红花、桂枝各9g，熟地黄、桑寄生各30g，细辛、白芍各3g〕；阴虚型患者治以滋补肾阴为主，佐以凉血活血、通络止痛，临床上选方用芍药甘草汤加减（生地黄30g，白芍24g，麦冬、丹参、木瓜各15g，乳香、没药、五味子、续断、桑寄生、独活、知母、龟板、甘草各9g，细辛3g）；血瘀型患者治以活血祛瘀通络法，佐以温经、祛风、止痛，选方用活络效灵丹加减（丹参30g，熟地黄、当归各15g，制乳香、制没药、桂枝、独活、川牛膝、炙甘草各9g，细辛3g）；湿热型患者治以清热健脾利湿法，佐以祛风、活络、止痛，选方用四妙丸加减（黄柏、苍术、牛膝、秦艽、汉防己、独活、续断、片姜黄、伸筋草、青风藤各9g，薏苡仁、桑寄生、鸡血藤各30g）。所有患者每日1剂。20例患者服药30剂后疼痛有所减轻者17例，其中明显减轻的有6例，疼痛无减轻的有3

例。作者对有效的17例患者进行了1年以上的随访，只有1例患者复发，该患者病程较长，年龄较大。陈志军等学者将本病分为气血虚弱、肝肾阴虚、阳虚寒凝及瘀阻经脉四型。气血虚弱型治以调和气血为主，酌加补肾、活血、通络之品，药用当归、白术、川芎、防风各10g，肉苁蓉、狗脊、丹参、白芍各15g，黄芪、鸡血藤各30g；肝肾阴虚型治以滋补肝肾为主，佐以活血通络之品，药用鳖甲10g，山茱萸、枸杞子、赤芍各15g，青蒿、忍冬藤、络石藤各20g，薏苡仁30g，甘草6g；阳虚寒凝型治以温补肾阳、通络止痛为主，药用熟附片、当归各10g，桂枝、白芍、延胡索、威灵仙、青风藤、杜仲、狗脊各15g，骨碎补20g，黄芪30g；瘀阻经脉型治以活血化瘀、通络止痛为主，药用川芎、白术、白芥子、土鳖虫、全蝎各10g，当归、白芍各15g，黄芪、鸡血藤各20g，红花6g。治疗后总有效率达到96%，对照组患者口服雷公藤片的总有效率为88%，二者比较，差异有统计学意义（$\chi^2 = 4.2$，$P < 0.01$）。

（二）分期论治

王为兰教授认为，强直性脊柱炎可分为两种类型。一是明显型，又根据患者的临床表现分为急性发作期和缓解期。王为兰教授认为急性发作期以邪热为主，治以泻实为主，药用清热除湿、通络之品，而缓解期主要病机为正虚邪恋，又有阴虚、阳虚之分，他认为阴虚者宜以补肾养阴为主，而阳虚者以温补肾阳为主。二是隐匿型，又分四型：①气血两虚型，治以补气养血、通调督脉。②肝郁肾虚型，治以疏肝解郁、补肾通督。③脾湿肾虚型，治以健脾祛湿、温肾通络。④脾肾阳虚型，治以温补脾肾、通督活络。临床治疗强直性脊柱炎时，王为兰教授常应用藤类药物如忍冬藤、青风藤、海风藤、络石藤、鸡血藤、天仙藤、石楠藤等。藤类药物具有通经活络、舒筋止痛之功效，对晨僵及关节红肿热痛、屈伸不利等临床症状疗效突出。

名中医朱良春教授治疗本病，根据患者病情轻重分肾痹型及骨痹型两型，认为强直性脊柱炎的前期为湿热痹阻、肾督亏损的肾痹型，而"久病必虚，久病必伤肾"，故久病患者主要表现为肾督亏损的骨痹型。

金明秀教授治疗本病时将本病分为初期、活动期及缓解期。初期和活动期以肾气虚衰为本，风、寒、湿、热之邪侵犯人体为标，内外合而为患，治以补肾、清热利湿、通络；缓解期则从本论治，以温肾壮肾、益气活血、化痰通络立法选方用药。

　　胡荫奇教授将强直性脊柱炎分为早期、活动期、缓解期三期：早期主要表现为肾督亏虚、寒湿痹阻证，治以补肾益督、散寒通络；活动期主要表现为肝肾阴虚、湿热痹阻证，治以滋补肝肾、清热除湿、通络止痛；缓解期主要表现为肝肾亏虚、痰瘀痹阻证，治以补益肝肾、化痰祛瘀通络。

　　姜泉将40例强直性脊柱炎患者分为急性活动期及慢性活动期进行分期治疗。他认为急性活动期的患者以湿热痹阻、肝肾不足的表现为主，以清热利湿、滋补肝肾、通经活络立法用药。慢性活动期的患者临床则多表现为瘀血阻络、肝肾不足之证，故治疗以活血通络、补益肝肾立法。急性活动期的患者先以清热利湿、滋补肝肾、通经活络法治疗至少3个月以上，待患者急性期症状缓解后，再以活血通络、补益肝肾法治疗，可长期用药。所有患者随访1年以上，40例患者治疗的总有效率达到95%。经治疗，患者的临床症状明显好转，血沉及C反应蛋白等指标均明显改善，治疗前后比较有统计学差异。

　　陶锡东报道了其用标本分期治疗强直性脊柱炎患者36例，认为强直性脊柱炎活动期以"标实"为主，故以治标为重点，以清热利湿解毒、活血通络止痛立法用药，采用其自拟的解毒通络汤［雷公藤（先煎）、络石藤、丹参、忍冬藤各20g，虎杖、赤芍、地龙、僵蚕各15g，苍术、黄柏、桂枝、川牛膝各10g，土茯苓、薏苡仁各30g〕；强直性脊柱炎稳定期则以治本为主，以益气补肾祛寒、逐瘀化痰通督立法用药，采用其自拟的扶正通督汤，每日1剂，连续服用2个月为1个疗程。一般先予患者连续服用解毒通络汤1~2个疗程，待患者湿热之毒已清、血脉已通之后改服扶正通督汤，一般连续服用3个以上疗程为宜。疗程中若患者病情重新活动，则换用解毒通络汤，待病情趋于和缓时再改服扶正通督汤。而在患者病情转换阶段，两方灵活组合或加减使用。所有患者治疗1年以上，总有效率为88%。

三、专方验方

当代许多中医学家根据自己多年的临床经验及治疗心得，尝试用成方或自创专方治疗强直性脊柱炎，均取得良好的临床疗效。李锐强教授等报道了用自拟强筋化瘀汤治疗强直性脊柱炎，患者分为治疗组、对照组。治疗组患者39例，基本药物组成：狗脊、杜仲、桑寄生、怀牛膝、木瓜各20g，续断、威灵仙、鸡血藤、伸筋草、千年健各15g，血竭12g。对照组患者服用筋骨痛消丸。经过2个疗程的治疗（2周为1个疗程），治疗组的总有效率为92.30%，对照组为75.68%，治疗组在症状及实验室检验结

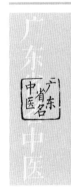

果的改善均优于对照组，存在统计学差异。

杨春雷等应用自拟温阳蠲痹汤治疗强直性脊柱炎，患者分为治疗组、对照组。治疗组患者40例，温阳蠲痹汤药物组成：鹿角片、雷公藤、制川乌、狗脊、淫羊藿、黄芪、当归、赤芍、白芍各15g，附子10g，马钱子、水蛭粉、三七粉各3g。将上述药物每剂制成150mL煎剂2袋，每次1袋，每日服2次，连续服用3个月。对照组患者则予保泰松片治疗，每次0.2g，每日3次。治疗3个月后，治疗组总有效率为87.5%，对照组总有效率为55%，治疗组疗效优于对照组，差异有统计学意义（$P < 0.01$）。

陈一凡等应用益肾蠲痹方治疗强直性脊柱炎患者86例，益肾蠲痹方药物组成：川木瓜、熟地黄各25g，黄柏15g，桂枝、骨碎补、当归、延胡索、全蝎、乌梢蛇、牛膝、泽兰各10g，田七粉（冲）4g。每日1剂，连续服用3个疗程（3周为1个疗程），结果示临床缓解33例，显效40例，有效8例，无效5例，总有效率达94.2%。

章光华辨证施药应用自制蠲偻丸治疗强直性脊柱炎患者142例，蠲偻丸主要由补肾强督、祛风除湿、活血通络的药物组成，具体药物为：忍冬藤、青风藤、雷公藤、鸡血藤、威灵仙、巴戟天、金狗脊、淫羊藿、骨碎补、杭白芍、桑寄生、鹿茸。上述药物按拟定比例制成水泛丸，口服，每次6g，每日3次，连续服用1年。治疗后，患者的临床症状及体征得到明显改善，血沉亦较治疗前明显下降，治疗总有效率为95.8%。

李现林教授采用自拟的散寒除湿、活血通络之伸筋通痹丸治疗强直性脊柱炎患者243例，具体药物为：麻黄、桂枝、独活、甘草各10g，五加皮、青风藤、木瓜各12g，伸筋草、乌梢蛇、当归、赤芍、杜仲各15g。将上述药物制成水丸，每次服5g，每日3次，连续服用3个月。治疗后，痊愈76例，显效90例，好转56例，无效21例，临床总有效率为91.37%。

张梅红等采用补肾化痰涤痰法自拟舒督饮治疗强直性脊柱炎，患者分为治疗组、对照组。治疗组患者40例，服用舒督饮，药物组成：川牛膝20g，鹿角霜、杜仲、赤芍、白芍、制南星、葛根各15g，川芎12g，水蛭6g，红花、白芥子、续断、土鳖虫各10g。每日1剂，分2次口服，6个月为1个疗程。对照组患者则同时服用双氯芬酸钠胶囊与柳氮磺吡啶片。经过1个疗程的治疗，内服中药舒督饮治疗的治疗组患者临床症状、体征、血沉、C反应蛋白、免疫球蛋白A、甲襞微循环等指标较治疗前均有明显改善，且疗效优于对照组，2组存在统计学差异。

四、李伟居教授经验

　　李伟居教授在治疗风湿痹病方面积累了丰富的临床经验，如治疗强直性脊柱炎采用自拟四物四藤汤，药物组成有海风藤、忍冬藤、络石藤、石楠藤、当归、生地黄、赤芍、川芎、独活、桑寄生、地龙。临床上取得了理想的临床效果。李伟居教授认为本病病机在于人体正气不足，肝肾亏虚，风寒湿三邪易乘虚侵袭人体导致气血经脉不通，瘀阻经络而发为病，病位在筋骨，与肝肾密切相关。在治疗过程中要紧紧抓住瘀阻经络这一关键，始终贯穿活血通络的治疗思想。强直性脊柱炎疼痛累及的部位往往不同，在临床遣方用药时，可根据中药的性味归经进行加减，增强药物治疗的定位，提高临床治疗效果。李伟居教授认为，强直性脊柱炎病程较长，中药治疗往往起效较慢，并非短时间内能够解除病痛，但只要使药物积蓄达到一定药力，亦能在慢中发挥作用。只有坚持守方，方能取效。由于强直性脊柱炎易累及腰椎、颈椎、髋、膝等关节，严重影响患者的日常生活及工作，因此李伟居教授特别强调患者早期在服药的同时进行功能锻炼，如游泳、扩胸运动，做颈椎、腰椎保健操等，保持关节活动自如，防止关节变形。

第三章

临床治验

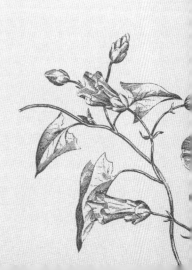

第一节　肱骨外科颈骨折

　　肱骨外科颈位于肱骨上端，在解剖颈下2～3cm，是松质骨和实质骨的交界处，容易发生骨折。

一、诊断要点

（一）病因病机

　　间接暴力造成较多，多因跌倒时以手掌或肘部着地，暴力向上传导至肱骨外科颈处造成骨折，也可因直接暴力作用于肩部而发生骨折，但较少见。因受伤姿势及暴力的大小不同，骨折后的移位情况不同，临床上分为3个类型：无移位型、外展型、内收型。若跌仆时伤肢处于外展外旋位，所受的暴力较大，除引起外展型骨折外，还可能引起远折端插入近折端，并使肱骨头向前下方脱出，造成肩关节脱位。或当受到暴力作用后，肱骨头自肩关节囊的前下方脱出，当伤肢下垂时，折断的肱骨头受到喙突、肩关节盂或关节囊的阻隔而得不到复位，引起肱骨头的关节面朝向内下方，骨折面朝向外上方，肱骨头游离于远折端的内侧。

（二）临床表现

肩部肿胀、畸形、疼痛、骨力丧失，有异常活动和骨擦音，局部压痛敏锐、纵轴叩击痛（+）。

（三）实验室检查

X线片可明确骨折类型、移位方向等，并可与肱骨头骨折、肩关节前脱位相鉴别。

（四）诊断依据

（1）有明确外伤史。

（2）肩部肿胀、畸形、疼痛、局部压痛和纵轴叩击痛，肩关节活动受限。

（3）X线片可明确骨折类型、移位方向等，要与肱骨解剖颈骨折、肱骨头骨折、肱骨外科颈骨折并肩关节脱位鉴别。

二、难点论治

肱骨外科颈骨折是临近肩关节的骨折，骨折端有严重移位的，如内外、前后方移位，上下重叠、嵌插，股骨头旋转等，对骨折整复的要求较高，是手法整复难度较大的一种骨折。

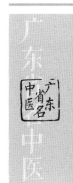

（一）手法复位

单纯轻度纵向嵌插的肱骨外科颈骨折，无须进行手法复位，但嵌插成角同时伴有侧向移位骨折，必须正确地复位。复位成败的关键，在于能否将嵌插解脱。顺势拔伸在折端间所产生的分离应力是解脱嵌插的常用方法。若嵌插严重则应与扩折反拔或内收端拔法配合，分离应力与剪式应力结合，就能有效地将折端间的嵌插解脱。复位时，必须充分发挥骨折远端长轴的作用，有杠杆力可以借助，与提法或推法配合，便能使骨折远端接触，从而获得对位。此外，施法的全过程，尤应注意对骨折近端的稳妥固定，擒拿的方法和位置都准确，才能使牵引力集中在骨折端，避免肱骨头旋转，效果才能确切。手法在血肿内麻醉或臂丛神经阻滞麻醉下进行。

1. 外展型骨折的整复方法

一般外展型骨折，用顺势拔伸、端提复位、摸摇推碰法即可满意复位，如畸形过大，可选用挂臂提拔法、内收端提法复位。

（1）顺势拔伸：患者取坐位，将患者患肢上臂顺势外展位，肘关节屈曲90°，前臂中立位。一助手站在患者背侧，双手牢牢固定骨折近端；另一助手双手紧握上臂的下端，然后两助手沿其骨纵轴持续对抗拔伸。

（2）端提复位：术者站在患侧，两拇指按于骨折近端外侧，余指置于骨折远端内侧，待感觉嵌插解脱或重叠移位拉开后，即将骨折远端用力向外提。此时助手利用杠杆力原理，协助术者外提力量，在维持拔伸下将远端折面往外端。如果感到骨折端有向外移位的活动或响音，内侧骨凸又已消失，提示两折段相互接触，骨折获得对位。

（3）摸摇推碰：是检查复位效果及加强复位后稳定性的方法。经上述操作后，应再详细检查。先摸内侧骨凸是否存在，肩前方是否平整，然后一手固定骨折处，另一手持骨折远端，轻巧地内外摇动上臂，以察整复后的稳定程度如何，两折端是否完全接触。最后在术者固定下，握持肘关节之助手将骨折远端沿肱骨纵轴缓慢稳准向上推碰，使两折段人为重新轻度嵌插，加强复位后的稳定性。

（4）挂臂提拔法：此法宜于嵌插成角畸形大者。助手顺势拔伸如前，待感觉重叠畸形改善后，术者以一手前臂掌侧横贯于骨折远端内侧，同时以另一手持握该手腕关节，然后缓慢用力将骨干外提，进行复位。

（5）内收端提法：此法宜于侧向移位及嵌插畸形严重、肱骨头旋转内收变位者。患者取仰卧位，并以宽阔布带横跨伤侧腋下，布带两端上行过肩固定。一助手稳妥固

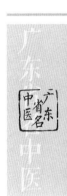

定近端，另一助手双手环抱肘关节上方，行顺势拔伸。术者站在患侧，两手紧扣骨折远端内侧，当感觉两折段拉开后，嘱助手保持拔伸下内收上臂，一直至上臂完全贴近胸前，然后助手沿肱骨干纵轴加大拔伸力，达到嵌插及侧移完全拉开。此时两折面得到对向，术者即以一手固定肱骨头，一手外提远折段进行复位。术毕，术者固定骨折处，让助手将内收之上臂慢慢外展，回复上臂于中立位。

2. 内收型骨折的整复方法

如患者为青壮年，组织丰厚，肌张力大，肿胀较甚，重叠或嵌插侧移畸形大者，可用扩折反拔法复位。

（1）顺势拔伸：患者及助手体位同外展型，上臂顺势内收位，两助手沿肱骨干纵轴对抗牵引拔伸。

（2）端推复位：术者站在患侧，一手固定骨折近端，另一手卡紧骨折远端外侧，待感觉重叠或嵌插拉开后，用力将远端往内推，此时助手在维持拔伸下利用杠杆力：将骨折远端折往骨折内端，如觉骨折端向内移动或有响音，外侧骨凸消失，提示两折段接触，并已获得对位。

（3）摸摇推碰：方法与外展型相同。

（4）扩折反拔法：患者取仰卧位，布带过肩固定如外展型。一助手固定骨折近端，另一助手双手紧握肘关节上方，于上臂内收位沿肱骨纵轴顺势拔伸。术者站在患侧，两手紧拿骨折远端，待感觉重叠或嵌插有所拉开后，握持肘关节上方之助手，在维持拔伸下缓慢尽量外展上臂，并逐渐上举过头顶，使上臂贴近耳旁，进行扩折反拔。术者此时两手于骨折远端外侧，持续用力向内推压，进行复位。如检查复位成功，术者固定骨折处，嘱助手将骨折远端在沿肱骨纵轴轻巧地持续向骨折近端推碰的同时，将上臂由肩前内方缓慢放下，回复上臂于中立位。

外展或内收型骨折，复位后仍有向前移位或向前成角者，矫正方法如下：患者取仰卧位，两助手固定方法同前，术者下蹲，两拇指置于骨折远端后下方，余指紧扣前上方，助手对抗拔伸并将骨折远端折面往后端，术者即于肩前方畸形处用力向后推送，进行矫正复位。

3. 粉碎性骨折的整复方法

顺势拔伸：患者取坐位，手法同前述。摇晃复位：当感觉重叠或嵌插完全拉开后，两助手维持对抗拔伸，术者两手紧拿骨折处，做内外前后摇晃，如骨响音逐渐减少甚至消失，骨凸复平，提示骨折对位。

4. 骨折合并脱位的整复方法

可选用先整复脱位，再整复肱骨外科颈骨折的方法。患者取仰卧位，伤肢处于外展90°~100°位，助手先将伤肢做极度外展，拔伸牵引直臂过头顶，使肩前下方破裂的肩关节囊张开，术者用双拇指将肱骨头推入关节盂内以整复脱位。然后再整复外科颈骨折。

（二）固定

复位后用小夹板4块，棉花压垫3个做肩关节固定。夹板按肢体情况以形制器，夹板长度为内外后侧夹板上超肩关节3cm，下平肘关节。内侧夹板，一端缠裹棉花，使呈蘑菇头状，上至腋窝，下至肘下方。夹板宽度约为患肢周径1/5。纸压垫根据原始位方向放置，内侧夹板蘑菇头端根据骨折分型放置，然后分上、中、下三段用连续包扎法固定。每隔3~4日，解开小夹板更换外敷药，同时检查骨折的对位是否良好，纸垫放置是否恰当，以及骨折愈合的程度。夹板固定时间3~4周。

满意的对位固然是治疗成功的保证，但固定的合理与否又直接影响到治疗效果。有医生认为骨折发生在关节的附近，肩关节又是人体活动度最大的关节，难于用外固定的方法维持。李伟居教授认为骨折既然在干骺部，就易致嵌插，故如果对位满意，又通过人为重新轻度纵向嵌插，就能变有移位的不稳定骨折为相对稳定骨折。骨折的稳定性又为外固定创造了有利条件，因此不能只看到固定中的消极因素，应看到固定中的积极因素。上超肩关节的小夹板配合绕过对侧腋下的绷带包扎方法，能限制肩关节的活动幅度，可以在一定程度上防止骨折再移位。肩关节的小夹板外固定的方法妥善地解决了固定和活动的矛盾，符合动静结合的骨折治疗原则，更适合于邻近关节骨折及关节囊内骨折的固定需要。

（三）功能锻炼

功能锻炼要循序渐进，适时合理，分清不利和有利的活动。复位后即可开始肌力锻炼，多做握拳伸指活动，1周后在无痛的情况下可做吊臂屈肘锻炼，中期可行竖肩及旋肩活动，应注意控制肩后伸，并按骨折分型避免肩内收或外展。5～6周可做单手擎天锻炼，后期更应做肩关节功能全面锻炼。

（四）辨证用药

按骨折三期辨证处理，外用药物可使用汕头市中医医院自制的红楼消肿膏，早期肿痛甚者用双柏散。早期中药可内服活血化瘀、消肿止痛之剂，如桃红四物汤加味。对积瘀化热、伤肢红肿热痛、口干苦，苔黄、脉弦数者，可服复元活血汤。中期中药可内服和营通络、祛瘀生新之剂，如和营止痛汤等。后期中药可内服补益肝肾、强壮筋骨、疏利关节之剂，如六味地黄汤、加味海七丸等。

（五）其他治疗

去除夹板后采用中药外用或熏洗，如中药外敷包、伤科外用药酒。配合手法理筋、中药离子导入等物理治疗帮助肩关节功能的恢复。

三、医案精选

陈某，女，61岁，退休。2017年4月3日上午11时来诊。

主诉

右肩部伤后肿痛，活动障碍1小时。患者上午在家中不慎跌倒，右手撑地，即觉右肩部疼痛，患肢不能举动，当时无昏迷、呕吐，由家人扶送步行到院就诊。

查体

痛苦面容，查体合作，头颅、胸腹、脊柱、骨盆未见异常，右臂缩短且其上段可见环状肿胀、瘀斑，肱骨上端畸形、异常活动，上臂活动功能丧失。肘关节及手部检查未见骨折脱位征，指端血运和感觉正常。

X线检查

右肱骨近侧粉碎性骨折，骨折远端向外成角，向上缩短移位，肩关节未见脱位征。

诊断

右肱骨近侧粉碎性骨折。

治疗

手法复位：患者取平卧位，局部麻醉后，右肩外展70°，屈肘90°，前臂旋后位。一助手固定胸肋部，另一助手紧握右肘及腕部顺势（上臂外展70°）做相应的对抗牵引（牵引力的大小听从术者的要求）。术者用一手拇指紧按肱骨大结节部，以固定肱骨头；另一手握着肱骨的骨折远端，使肱骨外髁和肱骨大结节成一直线，在牵引下以远对近进行复位。

固定方法：维持骨折整复的位置，复位后用杉树皮小夹板4块，纸压垫3个做肩关节固定。夹板按肢体情况以形制器，夹板长度为内外后侧夹板上超肩关节3cm，下平肘关节。内侧夹板，一端缠裹棉花，使呈蘑菇头状，上至腋窝，下至肘下方。夹板宽度约为患肢周径的1/5。纸压垫根据原始位方向放置，内侧夹板蘑菇头端根据骨折分型放置。然后分上、中、下三段用连续包扎方法固定。每隔

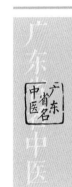

3~4日，解开小夹板更换外敷药，同时检查骨折的对位是否良好，纸垫放置是否恰当，以及骨折愈合的程度。夹板固定时间4~6周。

功能锻炼：要循序渐进。适时合理，分清不利和有利的活动。复位后即可开始肌力锻炼，多做握拳伸指活动，1周后在无痛的情况下可做吊臂屈肘锻炼，中期可行竖肩及旋肩活动、应注意控制肩后伸，并按骨折分型避免肩内收或外展。5~6周可做单手擎天锻炼，后期更应做肩关节功能全面锻炼。

辨证用药：早期外敷双柏散，中药内服活血化瘀、消肿止痛之剂，如桃红四物汤加味。对积瘀化热、伤肢红肿热痛、口干苦、苔黄脉弦数者，可服复元活血汤。中期外敷红楼消肿膏，中药内服和营通络、祛瘀生新之剂，如和营活血汤等。后期外敷红楼消肿膏，中药内服补益肝肾、强壮筋骨、疏利关节之剂，如加味海七丸或六味地黄汤等。

第二节　肱骨髁上骨折

肱骨髁上骨折是内外髁上2cm以内的骨折，多为间接暴力所致，较多发生于10岁以下儿童，伸直型骨折移位者多见。严重伸直型骨折者，可合并肱动脉与神经损伤，以正中神经损伤较为多见。

一、诊断要点

（一）病因病机

（1）伸直型：跌倒时肘关节处于微屈或伸直位，手掌先着地，暴力自地面向上传至肱骨下段，将肱骨髁推向后上方，身体的重力将肱骨干推向前方，这种剪力作用于骨质结构薄弱的肱骨髁，造成骨折。骨折线多由前下方斜向后上方，也有横形或粉碎者。骨折严重移位时，骨折近端前移，穿破肱前肌，甚至损伤肱动脉和正中神经。肱骨髁上骨折又可分为尺偏型和桡偏型。尺偏型：骨折远端除有向后上方移位外，还有向尺侧移位。此型容易发生肘内翻畸形。桡偏型：骨折远端除有向后上方移位外，还有向桡侧移位。

（2）屈曲型：跌倒时，肘关节处于屈曲位，肘尖先着地，直接暴力经尺骨嘴把肱骨髁由后下方推向前上方，

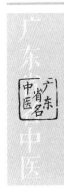

骨折线由后下方斜向前上方，骨折远端向前向上移位，骨折端向后成角，很少合并血管神经损伤。骨折端亦可发生侧方移位和旋转移位而分成尺偏型和桡偏型。

（二）临床表现

（1）症状与体征：肘部疼痛、肿胀，肱骨髁上处环压痛，纵向挤压痛，肱骨上部有异常活动和骨擦音，肘关节活动功能障碍。肿胀严重时出现张力性水疱。伸直型骨折：肘部呈半伸直位，肘后突起呈"靴形"畸形，肘前方可扪及突出的骨折近端。屈曲型骨折：肘后呈半圆形畸形，在肘后可扪及突出的骨折近端。尺侧偏移时，肘尖偏向内侧，外侧可扪及骨折近端，桡侧偏移时，肘尖偏向外侧，内侧可扪及骨折近端。

（2）常见并发症：合并肱动脉损伤或受压者，肘部严重肿胀、剧痛，手部皮肤苍白或发绀、发凉，感觉异常和运动瘫痪，桡动脉搏动减弱或消失，即所谓的"5P"征。其中，最为重要的是前臂和手的疼痛以及被动伸指疼痛。合并神经损伤者，表现为该神经支配区域的运动和感觉障碍。正中神经损伤多见，出现"手枪手"，即第1、第2指不能屈曲，第3指屈曲不全，拇指不能对掌等症状。

（三）实验室检查

可通过肘关节正侧轴位X线片了解骨折分型，是否旋转、嵌插。如怀疑有血管损伤可行彩色B超检查，怀疑有神经损伤可行肌电图检查。

（四）诊断要点

（1）有跌倒时手掌或肘后着地外伤史。

（2）较多发生于儿童。

（3）肘部有肿胀、疼痛、畸形、压痛、功能障碍。

（4）注意有无神经、血管损伤。

（5）X线检查可确定骨折移位情况和类型。

（6）应与肘关节后脱位和肱骨小头骨骺分离相鉴别。

二、难点论治

及时准确的复位、切实有效的固定、合理的练功、适当的体位、必要的用药是治疗肱骨髁上骨折的基本原则。尽快地恢复患肢的功能，防止肘部畸形是治疗的目的。骨折的复位是治疗的关键。尽早地复位，能有效地减轻伤肢的过度肿胀，纠正或防止血管神经损伤等并发症的发生。准确地复位是预防肘内翻畸形的前提。手法复位、夹板固定是肱骨髁上骨折首选的治疗方法。其复位要求较高，尽可能达到解剖复位，尤其要彻底纠正骨折远端的尺偏、尺嵌、尺倾和内旋移位，并允许在纠正这些移位时出现轻微的"矫枉过正""宁桡勿尺"。肱骨髁上骨折为关节外骨折，一般愈合后遗留关节功能障碍的仅为极少数。手术切开复位则易损伤关节，造成功能障碍、骨化肌炎等严重后遗症，故应严格掌握其切开指征。

（一）复位

1. 手法复位

（1）伸直型骨折的手法整复：采用局部麻醉或臂丛神经阻滞麻醉。患者取坐位，一助手握住伤肢的上臂，另一助手握住伤肢的前臂，并顺势做拔伸牵引，矫正重叠移位。对尺偏型骨折，骨折远端旋前伴有向尺侧移位的，则在助手的拔伸牵引下，术者一手握住骨折近端，另一手握住骨折远端，用对抗旋转和内外推端的手法，把骨折远端旋后、骨折近端旋前，在矫正旋前畸形的同时，两手相对挤压，把骨干向内推、骨折远端往外端即可矫正尺侧的移位。如是桡偏型骨折，则把骨折远端往内推、骨折近端向外端。内外侧的移位矫正后，术者接着用双拇指按住肘后方的骨折远端及鹰嘴，并向前推顶；余指环抱肘前方的骨折近端，向后拉压，并令骨折远端的助手在牵引下徐徐屈曲肘关节，常可听到骨折复位的骨擦音。此时，将肘关节屈曲成90°，触摸肘部的前后方和内外侧，如在骨折的远、近端摸不到骨畸形，骨折端稳定，无骨擦音，鹰嘴没有向内侧偏移，则提示骨折已复位。此时，术者改用屈伸展收的手法，即一手固定骨折部，另一手握住伤肢的前臂，并将肘关节置于90°~120°的位置上，跟着将前臂向桡侧伸展，使骨折断端的桡侧骨皮质互相嵌插或使骨折远端稍向桡偏，以防止肘内翻发生。同时应注意，拔伸力不宜过大，以免将骨折远端过度推向肘前方，或骨膜受到广泛的剥离，影响骨折端对位的稳定性。

（2）屈曲型骨折的手法整复：患者取坐位，一助手握住伤肢的上臂中段，另一助手握住伤肢的前臂，置肘关节屈曲约100°，前臂旋后位。术者一手以虎口擒拿鹰嘴，拇指及其余四指分别置于外髁和内髁以握稳肘部；另一手的拇指按住骨折近端的后方，余指按住骨折端的前方，然后在两助手的协同下，把骨折近端向前方提升，将骨折远端向后下方推送，令助手缓慢屈肘得以复位。

2. 牵引复位

（1）适应证：骨折远端尺偏、尺嵌、尺倾、尺碎，斜形或粉碎性骨折，经手法复位与夹板外固定后，效果仍不理想或极不稳定；肱骨远端骨骺分离尺偏（SalterII型）；旋转移位明显，手法复位效果欠佳；严重肿胀，完全移位；严重开放性骨折、伤口感染、外敷药致皮肤过敏性皮炎等不宜手法复位。

（2）方法为骨牵联合皮牵。伸直型骨折：采用尺骨鹰嘴骨牵，前臂屈肘90°皮牵，可行水平牵引，也可上举屈肩悬吊牵引。婴幼儿用巾钳牵引。屈曲型骨折：一般移位不大，可用微屈肘皮牵，用胶布或海绵条布。根据年龄大小、骨折移位程度，牵引重量一般为1~3kg。

（3）注意事项。①尺神经损伤：入针时要严格按操作规程，仔细定位，由内向外入针。术后观察指动情况。骨折移位和牵引使神经出现牵拉伤和夹板压垫使神经出现压迫伤，尤其在尺偏型骨折中容易出现。患儿一般不能主诉症状，体检多难配合，更需引起高度重视。②牵引虽然具有复位效应，但仍需手法配合，尤其是骨折时间较长者。③因骨折愈合快，需及时行X线复查，一般每周2次为宜。牵引时间为2~3周。④注意骨牵加皮牵的牵引方向。屈肘前臂皮牵往往使患肢往上抬起，同时，由于牵引弓等重力作用，水平牵引重量轻时力线常向下偏移，造成骨折端向后移位、向前成角之势。故伸直型骨折牵引力线比水平线要高30°左右，尺偏型骨折牵引力线应外翻15°左右。其他类型如此类推。

（二）固定

对伸直型骨折，固定前助手仍需擒拿扶正，使伤肢保持在复位后肘关节屈曲90°、前臂旋后位的位置上。上外敷药后，将平垫放在肘前方，把一梯形垫放在肘后鹰嘴上方。兼有尺偏型骨折者，把塔形垫放在外髁上方，另一梯形垫放在内髁部；兼有桡偏型骨折者，把塔形垫放在内髁上方、梯形垫放在外髁部。然后依次放好小夹板，由助手固定。术者分三段缚扎。中段和上段用叠瓦式绷带缚扎，下段用超肘关节"8"字交叉缚扎，最后用布带吊前臂放于胸前。复位后行四夹板超肘关节固定，伸直型宜屈于100°～130°位固定，屈曲型宜半屈肘于40°～60°位固定。外固定后常规观察血运、指动、感觉等情况。

（三）功能锻炼

骨折复位固定后即可进行功能锻炼。早期1～2周内行握拳、伸指和屈伸腕关节等活动，中期3～4周内行耸肩等活动，解除外固定后应积极地进行肘关节屈伸活动。功能活动应遵循以主动练功为主，被动活动为辅，严禁强力推拉。应区分有利和不利的主动活动，伸直型宜多做屈肘活动，屈曲型宜多做伸肘活动。早、中期限制肩外展内旋

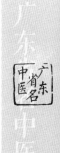

活动，防止肘内翻。另外，要消除患儿的恐惧心理，避免其保护性抑制而影响效果。当肌力基本恢复后，可逐步行提物、拉凳，并做抗阻力的肌肉收缩（等长收缩）。医生对家长进行指导，对患儿进行劝导，使患儿能"早动、渐动、会动"，保证肢体活动功能顺利康复。

（四）辨证用药

按骨折三期辨证处理，外用药物可使用汕头市中医医院自制的红楼消肿膏，早期肿痛甚者用双柏散。早期中药可内服活血化瘀、消肿止痛之剂，如桃红四物汤加味。对积瘀化热、伤肢红肿热痛、口干苦，苔黄、脉弦数者，可服复元活血汤。中期中药可内服和营通络、祛瘀生新之剂，如和营止痛汤等。后期中药可内服补益肝肾、强壮筋骨、疏利关节之剂，如六味地黄汤、加味海七丸等。

（五）手术治疗

早期合并肱动脉损伤或筋脉间隙综合征，应立即手术探查治疗。

三、医案精选

肖某，男，11岁。2011年2月6日上午9时来诊。

主诉

右肘部肿痛1日。

患儿玩耍追逐时跌倒致肘部受伤，当地医院诊断为"右肱骨髁上伸直型骨折"，已行手法复位、小夹板外固定。翌日，X线复查，发现骨折移位，再次行手法整复，认为骨折对位满意后用夹板做外固定，下午因前臂剧痛到本院诊治。

查体

右前臂远端皮肤暗红发凉，感觉迟钝，各手指屈伸受限，被动屈伸各手指时前臂肌肉疼痛，桡动脉搏动细弱。即去除夹板，见肘部肿胀，夹板缝隙间布满张力性水疱，将肘关节置半伸位于45°，桡动脉逐渐搏动有力，肢体转温，予以收入院治疗。

X线检查

右肘部正位X线见右肱骨髁上骨折，骨折远端向外移位；侧位片见骨折远端向背向上移位，骨折端分离。

诊断

右肱骨髁上骨折（伸直型），右前臂缺血性肌挛缩（前兆期）。

治疗

维持尺骨鹰嘴骨骼牵引：患儿取仰卧位，右肘部尺

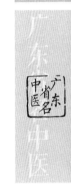

骨鹰嘴进针点常规消毒、铺巾、局部麻醉。麻醉起效后，屈肘90°，取直径约20mm的克氏针从内向外穿过尺骨鹰嘴（于尺骨鹰嘴向远端15横指与距背侧皮缘约1cm相交处进针，局部肿胀严重时进针距离宜相应增大）套上牵引弓，针的两端戳入小空瓶，以保护衣服不被戳破，牵引弓施重2kg，前臂引力线比水平线要高30°。

2月10日，右肘经尺骨鹰嘴骨牵引后，患处肿胀明显消退，皮肤张力性水疱消除，部分结痂，各手指血运、感觉、活动正常，继续维持骨牵引。2月14日，骨牵引治疗8日，右肘肿胀明显消退，皮肤张力性水疱消除并结痂，各手指血运、感觉、活动正常。复查床边X线片：骨折对位对线欠佳，轻度旋转、内侧移位。予骨折手法整复，维持牵引下夹板固定，后复查床边X线片：骨折对位对线良好。继续维持牵引2周。拔除牵引后改用超肘关节外展夹板固定2周，复查X线片：骨折对位对线良好，骨痂生长良好。拆除夹板后嘱加强患肢功能锻炼。

第三节　桡骨远端骨折

桡骨远端骨折是指桡骨远端关节面以上2～3cm的桡骨骨折。桡骨远端骨质疏松膨大，主要由松质骨组成，上端与桡骨干坚质骨相连，此处为力学结构薄弱点，故此处易骨折。桡下端呈方形，有掌、背、尺、桡侧四面，掌面有旋前方肌附着，背面有4个伸肌腱沟，伸肌腱由此通过；桡骨远端向腕侧延伸，形成桡骨茎突，其桡侧有肱桡肌附着，拇短伸肌腱和拇长展肌腱通过此处骨纤维性管；桡骨尺侧切迹与尺骨之桡侧半环形关节面形成下桡尺关节，为前臂下端活动的枢纽。桡骨远端关节面与腕骨形成桡腕关节。桡骨茎突较尺骨茎突长1～1.5cm，桡骨远端关节面向尺侧倾斜20°～25°，向掌侧倾斜10°～15°，三角纤维软骨盘的一端附着在尺骨茎突桡侧基底部，另一端附着于桡骨之尺骨切迹远侧缘，把桡腕关节与下尺桡关节隔开，三角纤维软骨盘与关节囊及背掌侧韧带相连，为维持下尺桡关节之稳定性的主要结构。

一、诊断要点

（一）病因病机

此部位骨折多为间接暴力损伤所致，如高处跌下、行走追逐跌倒、滑倒、骑自行车跌倒等。根据损伤机制及移位特点可分为伸直型桡骨远端骨折、屈曲型桡骨远端骨折、桡骨远端背侧缘骨折脱位、桡骨远端掌侧缘骨折脱位、桡骨茎突骨折。暴力严重时，骨折呈粉碎性并严重移位，常合并有尺骨茎突骨折、下桡尺关节脱位、三角纤维软骨盘撕裂。骨折移位严重时，手部掌背侧的屈肌腱及伸肌腱可相应发生扭转和移位，移位骨折偶可引起腕正中神经损伤。

（1）伸直型桡骨远端骨折（Colles骨折）：多见于跌倒时手撑地，肘部伸展，前臂旋前，腕背伸应力传导至桡骨远端，掌面骨质受张力作用而骨折，背侧骨折受压力作用而嵌插或粉碎。腕背侧的直接打击如摩托车摇柄的反弹可造成此种损伤，但现已少见，其移位特点是：①桡骨远端掌侧成角。②向背侧移位。③嵌插。④向桡侧移位。⑤尺侧成角。⑥旋后畸形。以上的错位形成一典型餐叉样畸形，使掌倾角减少或呈负角改变。

类型：伸直型桡下端骨折分型不统一，为便于说明骨折移位情况，有利于指导治疗，此类骨折分为四型：①骨折断端向掌侧成角，骨折线未进入关节面。②骨折向桡侧移位，桡骨远端关节面无骨折伴尺骨远端骨折，常造成尺骨茎突撕脱骨折。③桡骨远端关节面骨折，骨折线通过关节面，但关节面无粉碎，骨折远端向背侧移位，掌侧成角。④骨折远端呈粉碎性骨折，骨折块分离移位，断端嵌插短缩。

（2）屈曲型桡骨远端骨折：见于腕掌屈位跌倒，手背着地，骨折远端移向掌侧，使掌侧皮质骨嵌插或粉碎。直接暴力也可造成此类骨折，骨折平面与 Colles骨折相同，但移位方向相反，也称反 Colles骨折。

类型：①骨折线为横形，自背侧通达掌侧，未波及关节面，骨折远端连同腕骨向掌侧移位，向背侧成角。②骨折线斜行，自背侧关节面的边缘斜向近侧或掌侧，骨折远端连同腕一并向掌侧及近侧移位。

（3）桡骨远端掌侧缘和背侧缘骨折脱位（Barton骨折）较为少见，但跌倒时发生掌侧缘骨折脱位较多见。跌倒时腕呈背伸前臂旋前位，桡骨远端背侧缘骨折块呈楔形，包括该关节面的骨折，骨折块移向近侧及背侧，腕关节呈半脱位状。掌侧缘骨折患者跌倒时腕呈掌屈位手背着地，暴力沿腕骨冲击桡骨远端的掌侧缘面造成骨折，骨折位于桡骨远掌侧缘，骨折线自桡骨远端关节面斜向掌侧，骨折块较背侧缘骨折少，连同腕骨向掌侧及近侧移位，腕关节呈半脱位状。

（4）桡骨茎突骨折：患者跌倒时手掌着地，暴力

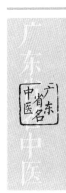

沿腕舟骨冲击桡下端所致。骨折块呈三角形，为关节内骨折，一般无移位，少数骨折远端折块向近桡侧移位。有时受桡侧副韧带牵拉，可引起桡骨茎突小块撕脱骨折。

（二）临床表现

症状：伤后患者均主诉腕部肿胀、疼痛，腕及手抬起乏力。体征：伸直型有典型餐叉样畸形，屈曲型呈锅铲样畸形，Barton骨折可见桡骨远端掌侧或背侧呈隆起。局部有压痛，可扪及骨擦感，腕关节活动及前臂旋转活动受限。当骨折严重移位时，偶可引起正中神经的损伤，表现为桡侧三个半手指掌侧及背侧皮肤感觉障碍，患手握拳，拇指与示指不能屈曲，中指屈曲不完全。

（三）诊断依据

（1）有明确的外伤史。

（2）腕关节肿胀、疼痛，桡骨远端局部压痛，腕指运动不便，前臂旋转活动受限。移位骨折常有典型畸形，伸直型呈餐叉样畸形，屈曲型呈锅铲样畸形，Barton骨折严重移位时，腕掌背侧径增大，并有枪刺状畸形。

（3）关节X线片可以明确骨折类型和移位方向。

二、难点论治

桡骨远端骨折是常见的骨科疾病，往往涉及腕关节的损伤，临床上常因骨折端的短缩、下尺桡关节脱位而造成腕关节疼痛、创伤性关节炎的发生。李伟居教授认为骨折整复时，有足够的拔伸牵引力甚为重要，使桡骨骨折端的嵌插得到松解，才能使骨折端达到解剖复位。整复后，伤肢维持固定在尺掌偏位置上十分重要，能有效地控制尺桡下关节的脱位。李伟居教授主张手法整复后应尽早进行腕指功能锻炼，能有效防止掌指关节粘连。

治疗桡骨远端骨折的目的是恢复桡腕关节的正常功能，使骨折尽量达到解剖对位，防止创伤性关节炎的发生。目前国内外学者一致公认闭合手法整复为最佳治疗，采用手法整复、小夹板固定、合理的功能锻炼、必要的用药，可取得显著的疗效。陈旧性骨折仅向掌侧成角，而无桡偏或重叠移位者，时间虽已达3～4周，仍可按新鲜骨折处理。陈旧性骨折的畸形愈合者，如受伤时间不太长，骨折愈合尚未牢固，可行闭合折骨术治疗，然后按新鲜骨折处理。

（一）手法复位

1. 复位时机

复位的时机越早越好，争取在伤后8小时内。时间超过24小时，肿胀明显，但如果血运好，仍可争取复位；超过2周，骨折移位明显者，须在麻醉下进行折骨复位。

2. 复位的准备

仔细阅读X线片，分清骨折类型、移位方向和程度，制定整复方案，准备固定器材，决定是否麻醉。新鲜骨折可不用麻醉，对年老体弱等不能耐受手法疼痛的患者可行骨折端血肿内局部麻醉。局部麻醉时宜先抽血肿，然后在骨折部血肿内注入1%利多卡因5～10mL，但操作时必须注意严格无菌。不管采用何种手法整复，都要严格按照骨折特点及与损伤机制相反的过程进行。

3. 复位方法

（1）伸直型骨折：无移位的骨折不必复位。

典型移位，骨折远端未粉碎者的复位法。患者取卧位或坐位，一助手握住伤臂上端，肘屈曲90°，前臂置于中立位。术者一手握住伤肢的大鱼际及腕部的桡侧，另一手用拇指摸住背侧的骨凸（即远端），其余手指扣紧骨折近端的掌侧，将腕关节拔伸。在拔伸中感觉到骨折端移动时，用力把腕关节先向掌侧屈曲，然后稍向尺侧，同时顺势把背侧的骨凸向掌侧推迫，将骨折近端向背侧提，使之复位。

有典型移位的桡骨远端粉碎性骨折的复位法。患者取坐或卧位，屈肘90°，两助手对抗牵引，纠正断端重叠嵌插移位，使粉碎的骨块自然靠拢。术者两拇指并置骨折远端背侧向下推按，其他手指上提骨折近端，同时远侧助手掌屈矫正背侧移位。术者向尺侧推按骨折远端，远侧助手同时牵患腕向尺侧屈，纠正桡偏移位。然后术者两手捏住复位的断端，远侧助手做掌背屈伸腕关节，使粉碎的桡骨远端关节面塑形，使其恢复平滑。

（2）屈曲型骨折患者取卧位或坐位，肘关节屈曲90°，前臂中立位或旋后位，一助手持伤肢前臂上段，另一助手握稳患者的大、小鱼际肌部，两助手拔伸牵引，纠正嵌入及重叠移位。术者用两拇指由掌侧将骨折远端向背侧推挤，同时示、中、环三指将骨折近端由背侧向掌侧按压，与此同时，牵引远端的助手在持续拔伸下将腕关节背伸、尺偏，使之复位。

（3）Barton骨折的复位方法主要有以下两种。

背侧缘劈裂骨折整复法：患者取卧位，前臂及腕置旋前位，两助手对抗拔伸牵引，术者先摸清楚移位的骨块，将两拇指置骨块背侧，用力向掌侧推按，远侧助手同时掌屈腕关节即可顺利复位。

掌侧缘劈裂骨折整复法：患者取卧位，前臂置旋前位，两助手对抗拔伸牵引。术者两拇指将掌侧骨折块向背侧推按，同时其余手指将骨折近端向掌侧按压，远侧助手同时背伸腕关节，使其复位。

（4）桡骨茎突骨折：无移位的不必复位，有移位的先牵引纠正尺偏及重叠移位，逐渐腕关节桡偏，然后术者两拇指抵住桡骨茎突远侧骨块向近侧按压，最后拇指按压骨折块背侧，同时掌屈腕关节纠正背侧移位。

（5）桡骨远端陈旧性骨折畸形愈合：在臂丛麻醉下，患者取平卧位，患肢外展，肘关节屈曲90°，前臂旋前。一助手握持前臂上段，另一助手握持患肢的大、小鱼际肌部。术者两拇指置于骨折远端的桡侧，余指抱住骨折近端的尺侧，在助手持续拔伸牵引下，术者运用摇摆转动、顶压折断，耐心反复进行对抗旋转等手法，力量由小至大，使骨痂完全折断、粘连的组织得以松解。最后再按新鲜骨折进行手法整复。

（二）固定

复位后，局部外敷药物。用4块夹板超腕关节固定。

伸直型骨折：远端背侧和近端掌侧分别放一平垫，夹板上端达前臂中、上1/3，背侧夹板和桡侧夹板的下端应超过腕关节，限制腕的桡偏及背伸活动，掌侧夹板及尺侧夹板不超腕关节。屈曲型骨折：在远端掌侧和近端背侧各放一平垫，桡侧夹板和掌侧夹板下端应超过腕关节，限制手腕的桡偏及掌屈活动，尺侧和背侧夹板不超过腕关节。背侧缘劈裂骨折加垫位置及固定方法与Colles骨折类似，掌侧缘劈裂骨折加垫位置及固定方法与Smith骨折类似。对 Smith 不稳定型骨折及 Barton骨折等复位后不稳定的骨折，在4块夹板固定后，可用一"蘑菇头"夹板（夹板远端用棉花垫塑形，使之隆起约30°）将腕关节固定于掌屈位或背伸位。最后将前臂置于中立位，屈肘90°悬挂胸前。固定时间：成人4~6周，儿童3~4周。

（三）功能锻炼

骨折复位固定后，即可积极开展指间关节、掌指关节屈伸功能锻炼及肩肘关节活动。拆除夹板后，做腕关节屈伸、旋转和前臂旋转功能锻炼。

（四）辨证用药

按骨折三期辨证处理，外用药物可使用汕头市中医医院自制红楼消肿膏，早期肿痛甚者用双柏散。早期中药可内服活血化瘀、消肿止痛之剂，如桃红四物汤加味。对积瘀化热、伤肢红肿热痛，口干苦，苔黄、脉弦数者，可服复元活血汤。中期中药可内服和营通络、祛瘀生新之剂，如和营止痛汤等。后期中药可内服补益肝肾、强壮筋骨、疏利关节之剂，如六味地黄汤、加味海七丸等。

（五）其他治疗

去除夹板后采用中药外用或熏洗，如中药外敷包、伤科外用药酒。配合手法理筋、中药离子导入等物理治疗帮助肩关节功能的恢复。

三、医案精选

李某，男，51岁。2014年10月6日上午11时来诊。

主诉

右腕肿痛、畸形，活动受限1小时。

患者上午10时许在家中厕所不慎跌倒，致右腕肿痛、畸形，活动受限。伤后来诊。

查体

表情痛苦，对答清楚，右桡骨远端呈餐叉样及枪刺样畸形，腕部肿痛，示指、中指感觉麻木，各手指屈伸障碍，右桡骨下端可触及骨擦感。舌淡红、苔薄，脉弦细。

X线检查

右桡骨下端呈粉碎性骨折，骨折远端向桡侧及背侧移位，断端嵌插缩短，骨折线波及腕关节面，下桡、尺关节分离，可见尺骨茎突骨折。

诊断

右桡骨下端粉碎性骨折（伸直型），右下桡、尺关节脱位，右尺骨茎突骨折。

治疗

手法复位：患者取坐位，患肢屈肘90°，前臂中立位。

拔伸牵引：患者正坐，将伤肢前臂置于中立位，助手握其上段。医生一手握持伤肢骨折近端，掌心向上，拇指及其余四指紧握两旁；另一手握着患手的远端，对抗持续牵引，将嵌插缩短拉开，解除餐叉样畸形。牵引要求稳而有力，在维持牵引下先纠正骨折远端的背侧移位。

端挤捏正：触摸骨折端复位情况。在牵引下分别进行适当的旋转扳动，可解除折端的旋后嵌插，结合端挤捏正手法纠正侧方移位，并推挤下桡、尺关节复位，随之屈腕向下以恢复掌倾角。用拇指触摸检查桡骨远端的背侧及桡侧骨折断端平面是否平整，下桡、尺关节是否达到复位要求。

固定：维持复位后位置，两助手维持牵引固定骨折断端。术者给予骨折端外敷双柏散药物，然后用4块夹板超腕关节固定。伸直型骨折：远端背侧和近端掌侧分别放一平垫，夹板上端达前臂中、上1/3，背侧夹板和桡侧夹板

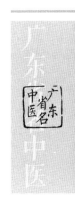

的下端应超过腕关节，限制腕的桡偏及背伸活动，掌侧夹板及尺侧夹板不超过腕关节。屈曲型骨折：则在远端的掌侧和近端的背侧各放一平垫，桡侧夹板和掌侧夹板下端应超过腕关节，限制手腕的桡偏及掌屈活动，尺侧和背侧夹板不超过腕关节。夹缚固定后复查，各指端血运正常，各手指活动无牵拉痛。复查X线片：骨折对位对线良好，下桡、尺关节关系正常，掌倾角、尺偏角均已纠正。患臂以三角巾悬吊胸前，避免患肢下垂。

功能锻炼：骨折复位固定后，即可积极开展指间关节、掌指关节屈伸功能锻炼及肩肘关节活动。4周后拆除夹板，做腕关节屈伸、旋转和前臂旋转功能锻炼。

辨证用药：按骨折三期辨证处理，早期肿痛甚者外敷双柏散。早期中药可内服活血化瘀、消肿止痛之剂，如桃红四物汤加味。中期外敷红楼消肿膏，中药可内服和营通络、祛瘀生新之剂，如和营止痛汤等。后期外敷红楼消肿膏，中药可内服补益肝肾、强壮筋骨、疏利关节之剂，如六味地黄汤、加味海七丸等。

其他治疗：去除夹板后采用中药外用或熏洗，如中药外敷包、伤科外用药酒。配合手法理筋、中药离子导入等物理治疗帮助腕关节功能的恢复。8周后，患肢右腕关节功能完全恢复。

第四节　股骨粗隆间骨折

股骨粗隆间骨折，又称股骨转子间骨折，指股骨颈基底部到小粗隆水平以上部位的骨折，为老年人常见骨折。近年来，由于交通事故的增多，年轻人发病率也明显上升。

一、诊断要点

（一）病因病机

股骨粗隆间骨折的病因多由传导暴力引起，发病的老年人多数是在跌仆时因下肢突然扭转或股骨大粗隆部着地而发病。根据骨折线的走向和骨折端位置，临床上可分为三型：顺粗隆间型、反粗隆间型和粗隆下型。

（1）顺粗隆间型：骨折线自大粗隆极点的上方或稍下方开始，斜向内下方走行，到达小粗隆的上方或稍下方，多属稳定型骨折。

（2）反粗隆间型：骨折线自大粗隆下方斜向内上方，走行到达小粗隆的上方，多属不稳定型骨折。

（3）粗隆下型：骨折线经大、小粗隆下方，多属不稳定型骨折。

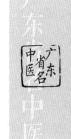

骨折的稳定性与骨折类型有关，还与骨折的原始损伤有关，外伤后即有髋内翻者，为不稳定型，治疗后遗留髋内翻的可能性大。

（二）临床表现

局部肿胀、压痛、下肢畸形、不能站立行走、髋关节功能障碍是股骨粗隆间骨折的重要特征。骨折移位明显者，局部剧痛，下肢呈短缩、内收、外旋畸形，患侧大粗隆升高，局部压痛、叩击痛，叩击患侧足跟可引起髋部剧烈疼痛。

（三）诊断依据

（1）有明确的外伤史，但应注意许多老年患者仅主诉髋部扭伤。

（2）下肢外旋或内收、短缩畸形，髋部肿胀、压痛、纵轴叩击痛、大粗隆上移、髋关节功能障碍是股骨粗隆间骨折的特征。

（3）常规X线片可明确骨折类型、移位情况。

二、难点论治

股骨粗隆间骨折治疗的目的是矫正髋内翻。下肢牵引仍是治疗该类骨折的首选方法。几乎所有类型的股骨粗隆间骨折甚至陈旧性骨折，只要牵引的体位得当和足够的负重，在1周内多可以达到理想复位，而无须做特殊的手法整复。譬如有些粗隆下型，往往因骨折近端受髂腰肌牵引而出现近端前移、远端后堕的移位情况，只要在维持屈髋、屈膝的体位下给予足够大的牵引负重即得到矫正。又如许多顺粗隆间型骨折，在髋内翻同时合并有明显向前成角，股骨颈前倾角消失或变为负角，此时可在下肢顺势牵引同时，于大腿中部缠绕一布带，使布带远端位于大腿外侧并向上垂直牵引，给予下肢一个持续内旋的力量并嘱患者坐起以使髂腰肌松弛。只要患者合作，这种类型的骨折常可得到解剖复位。此种布带牵引的方法亦是汕头市中医医院颇具传统特色的疗法，实际上它运用了生物力学的原理。然而，单纯的牵引治疗与长期卧床所出现的并发症也是人所共知的。下肢固定6~8周后，继发膝关节僵硬几乎是100%，心、肺、肾系统并发症往往是导致老年患者死亡的直接原因。所以，能够同时达到理想复位、妥善固定、早期功能锻炼、缩短卧床时间、降低死亡率的治疗方法是临床所面临的难点。近年来笔者开展的防旋股骨近端髓内钉（PFNA）、联合加压交锁髓内钉（INTERTEN）内固定术，经过大量的临床实例证明，治疗股骨粗隆间骨折疗效十分理想，已使上述问题得到了满意的解决。

具体方法：牵引复位如前所述，在实际应用中，选择皮肤牵引、股骨髁上牵引或配合布带牵引可根据具体情况决定，牵引负重一般为患者体质量的1/7～1/10。但陈旧性骨折尚未愈合者，其牵引负重应超出常规重量。在1周内应复查X线片以了解骨折复位情况。

稳定型骨折可采用PFNA内固定术，不稳定型骨折可采用INTERTEN内固定术。这两种术式都是微创手术，适合老年股骨粗隆间骨折。术中特别注意：采取髓内固定手术，必须在骨折断端对位对线良好的情况下进行，否则，可采取切开复位。常规选择硬膜外麻醉，要求在C形臂X光机引导下完成。操作方法这里不做详细阐述。

功能锻炼：体质条件较好者，术后3日即可嘱患者离床扶拐练习步行。患肢部分负重，随着时间推移，负重逐渐增加，根据骨折的稳定性及内固定物的牢固性决定，一般6～8周后可完全负重。体质较弱者，鼓励其尽早床上行髋、膝关节屈伸和做全身活动，待患肢疼痛减轻，即嘱离床。

中药治疗按骨折三期辨治，但应注意老年人早期用药不宜攻伐太过。另外，早期骨折卧床老年患者，特别容易出现腹部胀气，应注意调节胃肠道功能。对于股骨粗隆间陈旧性骨折尚未愈合仍然需要整复者，宜先行手法折骨，具体操作如下：选择硬膜外麻醉，一助手固定骨盆，另一助手抓住小腿顺势牵引并外展下肢，术者紧握大腿下端做极度外旋、内旋及屈髋，抓小腿的助手予同步配合，当术者自觉阻力明显减小时做"4"字试验，使患髋极度外展外旋。上述操作完毕，将股骨向上冲顶，检查股骨大粗隆，若显著上移表明手法折骨成功。术后按新鲜骨折处理。进行手法折骨应严格掌握其适应证，对合并骨质疏松的老年患者尤应慎重，实施手法时应严格按照步骤完成并避免使用暴力，否则有导致股骨颈骨折的危险。

股骨粗隆间骨折后，由于骨折端血液供应丰富，极少出现骨折迟缓愈合情况，对于内固定的患者，特别是髓内固定，已成为老年患者股骨粗隆间骨折治疗首选。对于经牵引和手法仍未能复位或陈旧性骨折畸形愈合者仍然主张行切开复位，复位后再使用髓内固定，这种方法的优点在于最大限度地避免了卧床及卧床所带来的一系列并发症。

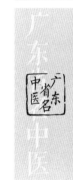

三、医案精选

陈某，男，51岁。2014年6月6日下午3时来诊。

主诉

右髋肿痛，活动受限2小时。

患者于下午1时许在家中厕所不慎跌倒，致右髋肿痛、畸形，活动受限。伤后来诊。

查体

表情痛苦，对答清楚，右髋局部压痛（＋），叩击痛
（＋），骨擦感（＋），右下肢较左下肢短缩和外旋畸形，
右下肢肌力4级，左下肢肌力未见明显异常，双下肢肌张
力未见明显异常，双下肢末端血运、感觉和足趾活动可。
舌淡红、苔薄，脉弦细。

X线检查

右股骨粗隆间粉碎性骨折，骨折远端稍向上移位，小
粗隆向内侧分离。

诊断

右股骨粗隆间骨折。

治疗

手法复位：患者取仰卧位，助手固定骨盆，术者握其
腘窝，并使患者膝、髋均屈曲90°。向上牵引，纠正短缩
畸形，使患者伸髋、内旋、外展以纠正畸形，并使骨面紧
密接触。复位后做手掌试验，患肢外旋畸形消失，表示骨
折已复位。

固定：维持复位后位置，患者右髋局部外敷双柏散，
予以右下肢胫骨结节骨牵引，采取持续牵引，悬重6~8kg，
固定患肢于外展中立位8~12周，再改用丁字鞋制动4周。

功能锻炼：骨折复位固定后，即可积极行患肢股四头肌舒缩锻炼，以及踝关节和足趾关节屈伸锻炼，以防止肌肉萎缩和关节僵硬。解除固定和牵引后，逐渐加强患肢髋关节和膝关节的屈伸锻炼，并可扶双拐不负重下床活动，至骨折愈合后可逐渐负重行走。

辨证用药：按骨折三期辨证处理，早期肿痛甚者外敷双柏散。中药可内服活血化瘀、消肿止痛之剂，如桃红四物汤加味。中期外敷红楼消肿膏，中药可内服和营通络、祛瘀生新之剂，如和营止痛汤等。后期外敷红楼消肿膏，中药可内服补益肝肾、强壮筋骨、疏利关节之剂，如六味地黄汤、加味海七丸等。

其他治疗：去除牵引后采用中药外用或熏洗，如中药外敷包、伤科外用药酒。配合手法理筋、中药离子导入等物理治疗帮助髋关节功能的恢复。

16周后，患肢右髋关节功能恢复。

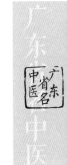

广东省名中医

第四章

诊余医话

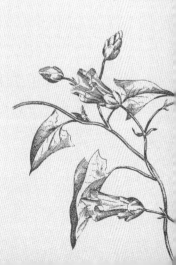

第一节　小夹板固定在四肢骨折中的应用

一、小夹板的优点

手法复位、小夹板固定骨折具有几千年历史，是中医治疗骨折的传统疗法，在骨折治疗中发挥着重要的作用，在世界临床医学史上也占据着重要的地位。它与中药治疗急腹症、针刺镇痛等被公认为对世界医学具有突出贡献的中医疗法。小夹板固定具有取材方便、骨折愈合快、费用低廉等优点，这些优点对于地震灾害骨折伤员的救治更是必不可少。

（一）取材方便

在地震发生现场，没有任何医疗救治设备的情况下，纸壳、薄木片、树皮、剪开的塑料瓶等物品皆可经修剪后做成小夹板，对伤员进行现场救治，保持骨折位置，避免重要血管和神经的损害，为伤员的进一步治疗创造了良好的条件。

（二）骨折愈合快、肢体功能恢复早

小夹板固定是通过扎带对夹板的约束力，固定垫对骨

折端矫正移位的效应力，并充分利用肌肉收缩活动产生的内在动力，克服移位因素，使骨折断端复位后保持稳定。因此，避免了手术对骨膜和骨折局部血液循环的进一步破坏，并不限制骨折纵向的微动，从而具有促进骨折愈合的作用。同时，小夹板固定骨折不会造成关节僵硬，不涉及日后关节功能锻炼的问题，患者肢体功能恢复早。

（三）治疗费用低廉、风险小

因不采取手术治疗，也就没有了麻醉、输血、内固定使用和二次手术取出内固定所带来的费用和风险。一般来说，小夹板固定治疗骨折的费用不及手术费用的1/10。

（四）可结合多种治疗方法治疗骨折

对于股骨干、胫腓骨骨折需要牵引治疗时，结合小夹板固定有利于矫正骨折端的侧方移位和保持骨折端的正确位置。对于治疗中期的骨折患者，可提前拆除石膏固定，改用小夹板固定，解放邻近固定的关节，早期进行关节功能锻炼，利于肢体功能的尽早恢复。

二、小夹板的使用

（一）小夹板的制作

葛洪在《肘后备急方》中首次推荐用竹板固定治疗骨折，从而开拓了中国骨科用小夹板外固定治疗骨折的历史。据《外台秘要》载："肘后疗腕折、四肢骨破碎及筋伤蹉跌方：烂捣生地黄熬之，以裹折伤处，以竹片夹裹之，（《医心方》引作：破竹筒编之）令遍病上，勿令转动。一日可十易（《医心方》引作：一日一夕，十易地黄），三日则瘥。又方：取生栝楼根捣之，以涂损上，以重布裹之，热除痛止。"这是较早的外用药物结合夹板固定治疗骨折的方法。唐代蔺道人在总结前人经验的基础上，对夹板的制作和应用技术都做了详细的说明。他在《理伤续断方》中述及："凡用杉皮，浸约如指大片，疏排令周匝，用小绳三度紧缚。三日一次如前淋洗，换涂贴药。凡夹缚，用杉木皮数片，周围紧夹缚，留开皆一缝，夹缚必三度，缚必要紧。大概看曲转处（关节）脚凹这类不可夹缚，恐后伸不得。"

（二）小夹板固定

1. 方法

固定骨折时，小夹板与皮肤之间要垫些棉花类东西，用绷带或布条固定在小夹板上更好，以防损伤皮肉。此法固定范围较石膏绷带小，但能有效防止骨折端移位，因小夹板部分骨折固定可以不超过上下关节，所以便于及时进行功能锻炼，防止发生关节僵硬等并发症，具有确实可靠、骨折愈合快、功能恢复好、治疗费用低等优点。

2. 适应证

（1）四肢闭合性管状骨折。

（2）四肢开放性骨折，创面小，经处理后创口已愈合者。

（3）陈旧性四肢骨折，适合于手法复位者。

（三）小夹板固定的注意事项

采用小夹板固定必须遵照实事求是的原则，不夸大，不滥用。

（1）夹板固定前，骨折必须已经复位或基本复位。

（2）夹板的剪裁一定要合理、合体，放置符合力学要求。避免使用不必要的压垫，要放则必须放置妥当，否则极易引起压疮。

（3）扎带松紧适度（可左右移动1cm）。固定72小时内应该适当放松扎带的紧张度，1周内要重新调整松紧

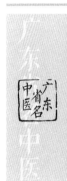

度，3周内应该警惕因固定松脱而引起的骨折变位或再移位。注意调整小夹板的松紧度，患肢肿胀消退后，小夹板也将松动，应及时予以调整。

（4）固定期间严密观察肢体末梢血运和关节运动情况，鼓励患者早期进行主动功能锻炼。

（5）夹板的解除应以X线片显示骨折临床愈合为准。

（6）小夹板固定后抬高患肢，以利于肢体肿胀消退，可用软枕垫高。

（7）密切观察患肢的血液循环情况，特别是足趾主动活动等。若发现有血液循环障碍，必须及时将绷带放松。如仍未好转，应拆开绷带，重新包扎。肢体血液循环障碍最早的症状是剧烈的疼痛，切勿误认为是骨折引起的疼痛。

（8）指导患者进行功能锻炼。

（四）影响骨折愈合的因素

（1）年龄：儿童生长活跃，骨折愈合比成人快。

（2）骨折部的血液供应：这是决定骨折愈合快慢的重要因素之一。

（3）感染的影响：开放性骨折若发生感染，可形成化脓性骨髓炎，影响骨折愈合。

（4）软组织损伤的程度：软组织损伤严重时，骨外膜的血液供应较差，可间接影响骨痂生长。

（5）软组织嵌入：两骨折段间若有肌肉、肌腱等嵌入，骨折将不愈合。

（6）健康情况的影响：患者的一般情况不佳，如营养不良、糖尿病、钙磷代谢紊乱等，均可影响骨折愈合。

（五）小夹板治疗的一般误区

1. 使用时机掌握不当

小夹板纸压垫是外固定器材的一种，它通过几条布带绑扎产生的约束力，经小夹板纸压垫分布到患肢的骨折部位而起固定效果。在患肢肿胀严重、内部压力较高时，再加上小夹板固定的外部压力，极易引起患肢血液循环障碍。此时应先以石膏托或牵引临时制动，外敷消肿膏，待肿胀稍减后再复位，并用小夹板固定。较大的开放性骨折予清创及切开复位内固定术后，使用小夹板外固定，可影响切口愈合及换药。也宜先以石膏外固定，待伤口愈合拆线后再改用小夹板，以利于早期功能锻炼。

2. 误以小夹板纸压垫代替必要的手法复位

肱、股骨稳定性骨折，股骨干陈旧性骨折，可单纯用小夹板固定。骨盆环一侧分离，骨盆夹板可起复位固定作用。轻度成角、侧方移位或分离小骨块，可在夹板固定下通过练功得到改善。但对绝大多数骨折，复位仍是首要措施，要严格要求。因为对位越好，固定越稳固，可更早地进行功能锻炼，绝不能以小夹板固定代替必要的复位。

有些骨科医生对复位不良的骨折，企图以小夹板纸压垫的力量来达到复位目的。这样必然要加厚纸压垫或加大夹板上布带的绑扎力，但不一定能改善骨折复位，往往会引起局部水疱或压疮，甚至引起肢体血液循环障碍致肢体坏死。故必须引起关注。

3. 忽视了必要的配合治疗

小夹板纸压垫固定对防止复位后骨折侧方移位及成角畸形有较好的作用。但防止旋转仅有一定作用，一般仍需用特定体位来保持。对不稳定的斜形或螺旋形骨折的重叠，特别在下肢骨折时，虽然复位已做纠正，但在强有力的下肢肌肉收缩力下，还可再出现重叠。故对下肢不稳定型骨折，必须配合牵引或外固定器。

4. 不熟悉夹板规格或夹板放置位置

各部位夹板都有一定规格，其长短、宽度、厚薄、外形均在长期实践中逐渐改进定型，有适合肢体外形、防止上下端压迫及保持复位的特点。选择不当或各板（如内、外、前、后各板）错用及放置位置不当，不仅起不到固定作用，还会造成患者不适，形成压疮，甚至加重移位。故必须熟悉各类夹板，必要时及时参阅有关专著。

5. 小夹板管理不当

小夹板固定后的管理好坏，直接影响疗效及并发症的出现。管理中常见失误比如小夹板过紧：小夹板的固定力来自布带的约束力及肌肉活动时产生的动力。据试验观察，用手指捏住布带能使其在夹板上上下移动1cm时，固定力好，且患肢远端血运较好，超过此约束力时血运逐渐受到影响，故夹板松紧度的管理调整十分重要。

有些患者、家属和少数医务人员误认为夹板越紧固定越牢靠，这种认识有潜在风险。小夹板如果过紧，轻则可引起水疱、压疮，重则由于患肢血运障碍，出现缺血性挛缩，甚至肢体坏死而截肢。

骨折后或复位固定后，一般48小时内出现患肢肿胀，然后逐渐消退，所以在该时间内最容易出现夹板过紧。由于不少患者在门诊治疗，因此必须告知患者及其家属夹板过紧的严重性及血运障碍的症状：如患肢远端严重肿胀、皮肤发紫或苍白、发凉，远侧动脉如桡动脉或足背动脉搏

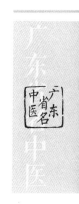

动变弱或消失，特别是指或趾末端刺痛，被动屈伸指或趾时疼痛加剧等是患肢缺血的先驱症状，此时患者及其家属应松解布带。若症状未改善，应立即去医院检查。最好在夹板固定第二日常规去医院复查，这样可早期发现症状。

　　绑扎布带应先绑中间两根，最后为近侧的一根。先将布带对折对齐，平均用力在夹板上缠绑两周，在外侧板上打结。多次复位患者，易在复位后加重患肢肿胀。对此种患者，夹板的松紧度更应严密观察调整。数次复位不成功者应及时考虑其他疗法。

第二节 清宫导引术

一、清宫导引术概述及其注意事项

（一）概述

清宫导引术是清代宫廷医生研发的一门练功疗法，是通过各种肢体主动运动，锻炼肌肉，滑利关节，促使损伤肢体康复的一种疗法。练功，古称"导引"，它历史悠久，受到历代医家普遍重视。早在《黄帝内经》中就已出现"导引"一词，以后历代文献也都有记述。清代宫廷医生特别重视练功，要求医生自己要有强健的身体，也要求患者注重功能锻炼。内科讲"三分治病七分养"，骨伤科研究人体的骨与关节，讲的是"生命在于运动"，有了健康的体魄，才能达到防病的目的，这也充分体现了中医学"治未病"的思想。功法的种类极其丰富，能用以防治多种疾病。骨伤科强调练功是防治疾病的一个重要组成部分。这里着重针对骨伤科疾病，选择临床一些实用而有效的练功方法，根据其主要作用部位的不同，进行分类叙述。

（二）注意事项

练功虽不失为一种有效的疗法，但应用时要注意以下几点。

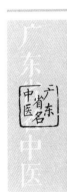

1. 详察病情，合理选练

治疗必先诊，这是一般规律，也是必须遵循的原则。练功也一样，既要不加重损伤，又要能疗伤愈病，这就应该对练功方法有一定的选择、安排和要求。练功前必须对病情有一个全面的了解，尤其是对伤病肢体活动范围和活动能力的估计，然后根据患者体质、伤病发生部位、患病时间、损伤的性质和类型、病情的轻重缓急等，正确选择练功方法，适当掌握练功次数和强度，才可避免练而无功或出现不良作用。此外，由于肢体的生理功能不同，如上肢主要在灵巧，下肢主要在负重，所以其练功的具体要求和侧重点也不一样，这些在练功过程中也应注意。

2. 动静结合，主动为主

动和静是对立统一的，动是绝对的，静是相对的，静是为了更好地动，动也是为了更好地静，两者之间体现了辩证关系。静，是使伤肢得到休养，有利于损伤组织的修复和肢体功能活动的恢复。但如果肢体缺乏必要的活动，势必造成新陈代谢减弱，关节囊、韧带、筋膜和肌肉等发生弹性降低、挛缩、变性和粘连等一系列改变，这是有害的。而适当的活动，可使肢体得到一定程度的锻炼，促进血液循环，加强新陈代谢，恢复组织性能，解除组织间粘连，从而使伤病得到更快康复。由此可见，在损伤肢体的康复过程中，动是积极的。动静结合，取长补短，相辅相成，这种合乎正常生理活动的动态平衡的建立，便是练功的基本法则。练功主要在于发挥患者的主观能动作用，利用肌体潜在的能力来达到治疗目的。因而应积极主动地练功，并做到意、气、力俱到，起到局部与整体并重的效应。

3. 循序渐进，贵在坚持

事物发展有一定规律性，所谓"时到花自开""功到自然成"，急于求成往往适得其反。练功不能操之过急，这是无数临床实践证明了的。练功的次数和强度，在编排上有一定原则。就一般而言，是由少到多，在一定限度内慢慢增加次数；由不动变为小动，由小动变为大动，逐渐提高锻炼强度，扩大活动范围，以练功后自觉很舒适为度，如症状加重则表示练功不当。比如腰背肌锻炼的"鲤鱼打挺"，有人称"小燕飞"。如开始练时先试一下能做多少个，逐渐增加至男50个、女40个，逐步增加即可，但贵在坚持。练功应以健肢带动患肢，耐心细致地进行，最终恢复躯干和肢体各关节固有的功能活动。练功效果出现较迟，但疗效巩固，是一个由量变到质变的过程，这是练功疗法的特点。因此，练功疗法要求患者有信心和耐心，坚持下去，始能收效，千万不可一曝十寒，那只有徒劳无功。更不能图快或贪一时之功，盲目增加练功强度和次数，甚至采用一些被动活动方法，这样做会造成不良后果。在练功过程中，关节活动范围的增加和肌力的增强，是互相促进的，所以活动范围的锻炼和肌肉力量的训练同样重要，不可偏废。动作正确，只是解决了练功的姿势问题，而正确的姿势与力量结合，才能达到练功的质量要求。同样，这也非一日之功。常见的习惯是先求得姿势正确，再满足力量要求，从而达到练功标准，提高练功效果。"功夫"也有时间的概念，下功夫用时间，"功到自然成"。

二、清宫导引术各部位练功

（一）颈部练功

颈部练功适用于颈部肌肉劳损、落枕、颈椎小关节错位整复后及颈椎综合征等患者。练功的体位多为站立位和坐位。由于在日常生活和工作中，颈部前屈活动较多而后伸不够，因此，颈部练功应重视后伸体位的各种练功方法。

1. 与项争力

（1）起势：端坐在椅子上，身体力求放松，双手叉腰，身体稳定（见图1）。

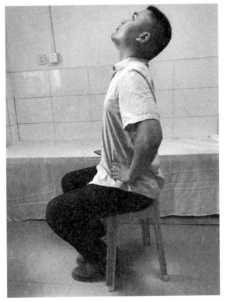

图1　与项争力起势

（2）功法：头尽量后仰，同时深吸气，此时颈部前屈肌群紧张对抗，然后复原，同时呼气。低头，闭口，下颌尽量紧贴前胸，同时呼气，颈部后伸肌群对抗用力，然后复原，同时吸气。本法逐渐增加次数，最后达20~30次（见图2）。

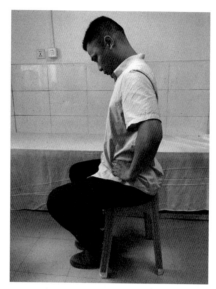

图2　与项争力功法

（3）功效及注意事项：此功法舒展颈部筋骨关节，增加颈部后伸肌肉力量，提高颈椎稳定性。练功时注意颈部活动幅度和速度，由小量、小幅度逐渐增加次数和运动幅度。颈椎病、颈部扭挫伤等疾病的急性期不宜练习。

2. 哪吒探海

（1）起势：端坐在椅子上，双手叉腰。

（2）功法：头颈用力伸向45°侧前方，双目注视前方地面约1.5m处，身体不动，颈部继续努力向前探伸，同时吸气，然后还原，同时呼气。左右相同，由小量、小幅度开始逐渐增加次数和运动幅度，最后达20～30次（见图3）。

（3）功效及注意事项：本功法可舒筋活络，练习颈部前侧肌群，提高颈椎运动的协调性。练功要循序渐进，逐渐增加力量和运动幅度。

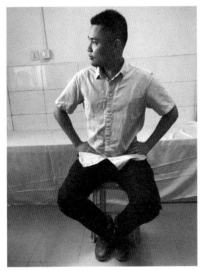

图3　哪吒探海功法

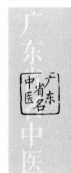

3. 回头望月

（1）起势：坐位，叉腰。

（2）功法：以左侧为例。头颈用力左转向后上方，眼向后上方看，右肩略下沉，左肩微耸，如回首望月样，同时深吸气，然后还原，呼气。左右相同，逐渐增加到20～30次（见图4）。

（3）功效及注意事项：本功法可舒展颈部筋骨关节，锻炼颈部旋转及屈伸肌力，增加颈椎活动的灵活性及协调性。锻炼时应循序渐进，做到扭中有转，严格按照左右、前后之顺序，不可杂乱无章。

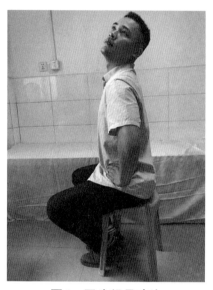

图4　回头望月功法

（二）腰部练功

腰部练功适用于腰部扭伤、腰肌劳损、腰椎后关节紊乱症、腰椎间盘突出症及不明原因腰痛等患者。练功时主要有站立位和卧位两种体位。由于腰部活动较多，承受应力大，较易发生损伤，而且腰部的稳定主要靠肌肉来完成，故腰肌力量的锻炼极为重要。

1. 仙人推碑

（1）起势：两足分开与肩同宽，站立，双手握拳置腰侧。

（2）功法：右手开拳变立掌，向右侧方缓慢用力推出，同时腰略右旋，头右转，眼看手指，然后收回复原。左右相同，做30次（见图5）。

（3）功效及注意事项：本功法可加强腰背部肌肉韧带力量，防治脊椎退行性变和软组织劳损等引起的腰痛，还有利于锻炼颈椎和肩背。动作要缓慢，臂部不要僵硬，两腿立定不动。开始转动时动作宜轻慢，经过相当时间的锻炼后，动作幅度可加大。

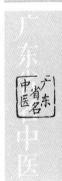

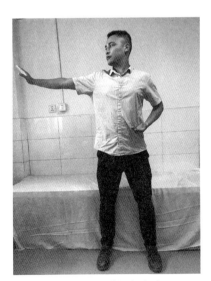

图5　仙人推碑功法

2. 鲤鱼打挺

（1）起势：俯卧，四肢伸直，两腿并拢。

（2）功法：两腿不动，头及上身缓缓抬起，双手自然后伸，同时吸气，稍停片刻，还原，呼气，反复多次。上身不动，两腿并拢，做缓缓抬起、放下的运动，反复多次。当练鲤鱼打挺至腰肌力量达一定程度时，再练头、上身与两腿同时背伸，令整个身体后伸成一自然弧形线，同时吸气，其形如鲤鱼打挺，又如飞燕翔空。停留片刻后呼气还原，如此反复30～60次（见图6）。

（3）功效及注意事项：本法可增强腰背肌肌力，常用于腰肌劳损及腰椎退变所致腰腿痛，亦常用于椎体压缩性骨折后期功能锻炼。练功需循序渐进，初期可能难以达到动作标准，通过锻炼逐渐进步，切勿练习过度以造成不必要的损伤。

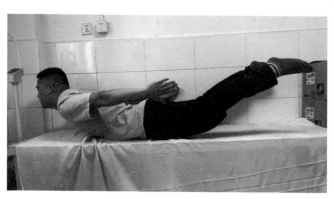

图6　鲤鱼打挺功法

3. 拧腰后举

（1）起势：站立，双足分开比肩略宽，下肢伸直，上身下俯，双手自然垂下。

（2）功法：腰向右拧转，右手同时向后伸起，头右转，眼看右手指，左手摸右足尖，身体重心不移，随之腰部向左拧转，如法做对侧。左右相同，做30次（见图7）。

（3）功效及注意事项：本功法可增强腰背部肌力，改善肌肉僵硬，增加其协调性，治疗急性腰部扭伤、慢性腰肌劳损等引起的腰部疼痛及功能活动障碍。练功时注意自然放松，不可使用暴力，同时注意呼吸均匀，不可闭气强行练习。

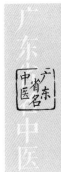

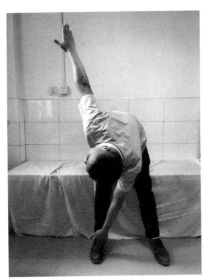

图7　拧腰后举功法

第三节　腰椎间盘突出症
自我保健推拿

　　腰椎间盘突出症又称腰椎间盘纤维环破裂髓核突出症，是指腰椎间盘发生退行性改变后，因外力作用，使纤维环部分或完全破裂，髓核向外膨出或突出，压迫神经根或刺激脊髓而引起的一组以腰腿痛为主的证候群。本病多见于青壮年体力劳动者或者久坐办公室人员，好发于20～40岁。

　　《素问·刺腰痛》曰："衡络之脉令人腰痛，不可以俯仰，仰则恐仆，得之举重伤腰，衡络绝，恶血归之。"指出外伤气血瘀滞可产生腰腿痛。《灵枢·邪客》曰："肾有邪，其气留于两腘……邪气恶血，固不得住留，住留则伤筋络骨节机关，不得屈伸，故拘挛也。"指出了肾病腰痛及腰连腿痛的病机所在。《素问·刺腰痛》又云："肉里之脉令人腰痛，不可以咳，咳则筋缩急。"《医学心悟》也云："腰痛拘急，牵引腿足。"指出了该病症状为腰痛合并下肢痛，咳嗽时加重。这与现在所描述的腰椎间盘突出症十分相似。

　　腰椎间盘突出症自我保健推拿具有舒筋通络和强肾健腰作用，能明显缓解症状，减少腰痛发作次数，缩短腰痛持续时间，减轻腰痛程度。

1. 按揉肾俞穴法

肾俞穴在第2腰椎棘突下旁开1.5寸。用两手拇指的螺纹面按于穴位上同时进行按揉。每次按揉100次，每日1～2次。

2. 按揉腰骶关节法

一手握空拳，将食指的掌指关节突出部按于腰骶部关节部（第5腰椎与第1骶椎之间）进行按揉。每次按揉100次，每日1～2次。

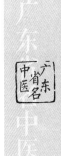

3. 按摩腰脊法

一手握空拳，用拳眼从第1腰椎棘突部向下至第5腰椎棘突下做上下往返的按摩，此线为督脉腰段循行线。每次上下按摩5遍，每日1～2次。

4. 擦膀胱经腰段法

自第1腰椎至第5腰椎脊柱两侧腰肌。两手握空拳，用拳眼在腰段膀胱经上做上下往返的摩擦，此段为膀胱经腰段循行线。每次摩擦50次，每日1～2次。

5. 扣腰法

取坐位或站立位，一手握空拳，用拳眼叩击腰脊柱及两侧腰肌。每次叩击1～2分钟，每日1～2次。

6. 叉腰屈伸法

取站立位，两手叉腰，两手拇指应按于腰眼穴上（第4腰椎棘突下旁开3.5寸），做腰部的屈伸活动10次，每日屈伸旋转2～3次。

第四节　谈医"从业当慎"

清代医家叶天士临殁时，叮嘱其子曰："医可为而不可为，必天资敏悟，又读万卷书，而后可借术济世。不然，鲜有不杀人者，是以药饵为刀刃也。吾死，子孙慎勿言医。"（沈德潜《香岩传》）欲成一位名医是需要天资加努力的，靠天士的盛名行医，其子定然是衣食无忧，但他深知其子的能力不足，怕患者因名而误，索性戒子行医。胡朴安先生有诗赞云："聪明学力两相资，医可为兮不可为，仁心仁术世无匹，戒子名言世所推。"叶天士的遗嘱，强调了医生的责任感和高明的医术，对后世是极有启发的。

因为各种原因，从业人员良莠不齐，部分水平低，不明事理，又草率从事，极易贻误病情甚或致人丧命。有患者年过花甲，于颜面部鼻旁起一疮头，赤痛难忍，恶寒发热。某医忽视辨脓，于脓未熟时强行切开，致使毒血扩散内攻，而药治又进清热疏风、发汗解表之剂，以致药后汗出不止，触犯了"疮家忌汗"之戒。因为清热解毒之药力不足，以致病重药轻，未能控制病势发展，最后患者因疔毒走黄，救治无效死亡。本例误治之中又出现误治，最终难以挽救，教训是沉重的。程国彭在《医学心悟·医中百

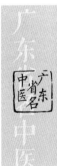

误歌》中有"医家误，强识病，病不识时莫强认，谦恭退位让贤能，务俾他人全性命"，堪应记取。

一位中年妇人在某医院行妇科检查，确诊为宫颈癌二期，准备手术治疗。在候床期间，因急于治疗，到某医生处就诊。该医生看过医院诊断后就开处方"斑蝥2两配药用"，嘱患者将斑蝥数只纳入鸡蛋隔水蒸熟同服，每次连药及蛋服2个，每日2次。患者去药房取药，药剂师认为不妥，不予发药。患者找来医生，药房提醒此药有毒。该医生说：就是要以毒攻毒，并表示出了事他负责。患者取药后按医嘱服药，第一次服后即觉咽部灼痛，腹中不适。下午第二次服药，片刻后出现胸腹痛加剧，腰痛血尿。因吐血较多，送患者到医院，途中口鼻出血死亡。本例属斑蝥用量过大中毒致死，从案中看出责任者不掌握怎样用斑蝥，对斑蝥治癌更是一知半解，仅凭只鳞片爪之见，竟不顾后果，妄自尊大，固执己见，乱投虎狼之药，结果造成患者中毒身亡，教训是惨痛的。

治疗疾病的过程常常是环环相扣的，必须严谨对待，稍有疏忽或草率从事，即不堪设想。一位老年患者因偏瘫及前列腺肥大致尿潴留，经导尿失败，针刺穴位排尿无效。某医生简单交代家属行腹部按摩，家属在膀胱高度膨胀的情况下给予挤压，致使膀胱破裂，腹腔继发感染不能控制而死亡。该医生本应面对针刺穴位及导尿无效的两难情况，宜马上请其他医生会诊处理，不应敷衍从事。前人有"不死于病，而死于医，是有医不若无医也，学医不精，不若不学也"之训，值得医生深思。

清代名医吴鞠通明确指出："天下万物，莫不成于才而统于德。无才固不足以成德，无德则无以统才，无德之才为跋扈之才，实足以败，断无可成。"浙江桐乡陆定圃曾述一案：太湖地区外科医生谢某，技精药良，名声很大，但居心贪谲，往往乘人之急索要钱财。邻村某农之母患疽证求治，谢某以其家贫而拒绝诊治。患者因疽溃而死，其子十分气愤，持刀埋伏在田间，待谢某路过，突然冲出用刀刺其腰间，谢某最后因伤处溃烂而亡。家贫之人，身患重疾，犹如雪上加霜，生活陷入困境，作为医生，谢某本应予以同情赴救，拒绝诊治乃医德所不容。但农夫以刀伤人也属愚昧之举，医患双方均应闻者足戒。

尽管专科医生对某些病有过处理的若干经验，但由于患者的个体差异性，他的经验也总是局限的。曾闻叶天士到吴县西南地区出诊，施家一稚童腹痛，泻下血水数日不止，啼哭不休，脉细弱，舌红而干燥，还呵出一股药味，病情十分危重。经过询问，得知患儿初起病之时，两位儿科医生皆断为痢疾，以大黄为主药，已服近一旬。叶天士果断地说："速停前药。"其父却犹豫地问："是否也和先前两位儿科医生商量一下？"叶天士一想，也对。为医刚到，焉能道前医之过，尽管救人心切，胸有成竹，但还是应与两位同行共同研究，求得认识一致再诊治比较好，于是马上约见了他们。两位儿科医生认为：患儿腹痛，里急后重，下赤白血水为湿热积滞，蕴结肠中，积滞未消，所以用大黄攻坚荡积。叶天士说："痢疾初起多实证，其病在肠，今患儿脸色灰白，手足发冷，脉微而数，且厥且痢，损及脾肾，一派阳虚阴亏之候，我看大黄不宜再用。先以温阳固脱治之，不知两位意见如何？"两位儿科医生听叶天士讲得在理，表示同意。叶天士以桃花汤合真人养脏汤加减，患儿吃了两剂后，即病情大为减轻。接着叶天士又以其他药方予以调理，半个月后患儿痊愈。这个病例提示我们治疗痢疾可以"通因通用"，但不是一成不变之法。叶天士临事不惑，以患者为重，尊重同行，遇到失治、误治或变证时能够冷静对待，无愧大医风范。

1600多年前，汉代的张仲景面对当时的医弊做过深刻的批评，从业的同仁，不妨时时诵之，并告诫自己不可沾染这些庸陋之习。在《伤寒杂病论·序》中，他说："观今之医，不念思求经旨，以演其所知，各承家技，终始顺旧。"庸庸碌碌，术而不精，平庸得"蒙蒙昧昧，蠢若游魂"。他一针见血地列举了不负责任的医生临证时的种种表现："省疾问病，务在口给；相对斯须，便处汤药。按寸不及尺，握手不及足；人迎趺阳，三部不参；动数发息，不满五十，短期未知决诊，九候曾无仿佛，明堂阙庭，尽不见察。"如此草率从事，只能是所谓窥管而已。

"夫欲视死别生，实为难矣"，从事医业，每日都会遇到新之病，病情各异，处理不慎，皆可出错，防范的最好办法是不断学习，谨慎从事。

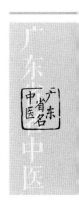